날마다
젊어지는
스트레칭
건강법

IMA KARA HAJIMERU BOKE NAI TAME NO STRETCH
by YAMADA Yoko / TAKAHASHI Yoshinori (ill.)
Copyright ⓒ 2004 by YAMADA Yoko / TAKAHASHI Yoshinori (ill.)
All rights reserved.
Original Japanese edition published by BESTSELLERS, INC., Tokyo.
Korean translation rights arranged with BESTSELLERS, INC., Japan
through THE SAKAI AGENCY and TONY INTERNATIONAL.

Korean translation copyright ⓒ 2005 by Nexus Press Ltd.

이 책의 한국어판 저작권은 토니 인터내셔널을 통해 저작권자와 독점 계약한 (주)도서출판 넥서스에 있습니다.
저작권법에 의해 한국 내에서 보호를 받는 저작물이므로 무단 전재와 무단 복제를 금합니다.

옮긴이 이근아
경북대학교를 졸업한 뒤 여러 해 동안 출판 편집일을 해왔다. 현재 한국외국어대학교 일어일문과 대학원을 다니고 있으며 전문번역가로 활동 중이다. 방송용 애니메이션과 다큐멘터리, 영화 등 다양한 영상물을 번역했으며 번역서로는 『덤벨 다이어트』『호흡 다이어트』『자연주의 절약생활』『당뇨병엔 밥 먹지 마라』 등이 있다.

날마다 젊어지는 스트레칭 건강법

지은이 야마다 요코
옮긴이 이근아
펴낸이 안용백
펴낸곳 (주)도서출판 넥서스

초판 1쇄 발행 2005년 9월 15일
초판 2쇄 발행 2009년 11월 5일

출판신고 1992년 4월 3일 제311-2002-2호
121-840 서울시 마포구 서교동 394-2
Tel (02)330-5500 Fax (02)330-5555
ISBN 89-5797-182-3 13510

저자와 출판사의 허락 없이 내용의 일부를 인용하거나
발췌하는 것을 금합니다.

가격은 뒤표지에 있습니다.
잘못 만들어진 책은 구입처에서 바꾸어 드립니다.

www.nexusbook.com
넥서스BOOKS는 (주)도서출판 넥서스의 실용 브랜드입니다.

날마다 젊어지는 스트레칭 건강법

야마다 요코 지음 | 이근아 옮김

넥서스BOOKS

여는글

손쉽게 따라하는 스트레칭으로 몸과 마음이 젊어진다

고령 인구가 나날이 늘고 있는 요즘, 많은 사람들이 노화로 인한 갖가지 질병인 비만, 당뇨, 고혈압 같은 생활습관병에 시달리고 있다. 더욱이 몸속 장기가 약해지고 기본체력이 떨어진 상황에서는 대부분의 병이 2차 발병을 가져오게 된다.

그렇다고 나이가 들었으니까 병이 생기는 것은 어쩔 수 없다고 생각하는 것은 잘못된 일이다. 나이가 들면서 발생하는 대부분의 질병은 잘못된 자세와 생활습관 때문에 비롯된다. 몸이 비뚤어지면 온몸 구석구석까지 혈액순환이 원활하게 되지 않고, 신경세포가 제대로 활동하지 않아서 갖가지 질병을 불러일으키는 것이다.

그렇다면 나이가 들면서 생기는 노화 현상과 생활습관병은 어떻게 막을 수 있을까? 필자는 오랫동안 골격 교정을 해오면서 병이란 것은 반드시 예방할 수 있다고 생각하게 되었다. 동시에 케어 매니저로서 여러 환자들을 접하면서 생활습관병과 노화의 진행은 억제될 수 있고, 치유 가능하다는 확신을 갖게 되었다. 나이를 먹으면서 발생하는 병은 자세와 습관에 의해 그 진행 상태가 크게 달라지기 때문이다.

 이 책에는 이를 위한 구체적인 방법이 소개되어 있는데, 오랫동안 연구를 계속하면서 터득한 골격 교정의 이론과 거기에 기반을 둔 스트레칭, 그리고 식생활을 포함한 생활습관의 개선을 포함한다. 이 모두가 언제까지나 건강한 마음과 몸으로 지내기 위해 필요한 사항들이다. 특히 스트레칭은 무리할 필요도, 시간도 걸리지 않는 아주 간단한 것들로만 이루어져 있다. 이 책을 읽기 시작한 오늘부터 하루에 한 가지씩 매일 빠짐없이 실시하면, 노화와 질병은 여러분의 인생과 전혀 관계없는 존재가 될 것이다.

야마다 요코

차 례

여는글 | 손쉽게 따라하는 스트레칭으로 몸과 마음이 젊어진다 ___ 004

PART 1 노화, 막을 수 있다

나이가 들었으니 어쩔 수 없지는 그만 ___ 012
몸을 노화시키는 자세를 조심하자 ___ 015

PART 2 지금까지 몰랐던 젊어지는 상식

머리카락의 무게와 몸의 균형 ___ 020
올바른 호흡법의 비밀 ___ 025
굽은 척추의 연쇄작용 ___ 027
뒤쪽으로 휘어진 무릎을 조심 ___ 029
척추를 망가뜨리는 나쁜 자세 ___ 033
몸 상태를 확인할 수 있는 O링 테스트 ___ 037

PART 3 스트레칭 효과를 높이는 간단 운동

스트레칭으로 풀고 운동으로 지킨다 ___ 040
운동에도 적당량이 있다 ___ 042

PART 4 몸과 마음이 젊어지는 간단 스트레칭

스트레칭을 시작하기 전에 ___ 046
내 몸은 얼마나 비뚤어졌을까? ① ___ 048
내 몸은 얼마나 비뚤어졌을까? ② ___ 049
비뚤어진 상체를 교정하는 스트레칭 ___ 050
혈압이 높은 사람을 위한 스트레칭 ___ 051
귀를 마사지해서 뇌를 활성화하는 방법 ___ 052
목을 부드럽게 풀어주는 스트레칭 ___ 053
턱 근육을 강화하는 스트레칭 ___ 054
턱을 당기는 습관을 없애는 스트레칭 ___ 055
오십견을 예방하는 스트레칭 ① ___ 056
오십견을 예방하는 스트레칭 ② ___ 057
오십견을 예방하는 스트레칭 ③ ___ 058
새가슴을 고치는 스트레칭 ① ___ 059
새가슴을 고치는 스트레칭 ② ___ 060
새우등을 고치는 스트레칭 ___ 061
바른 자세로 앉는 방법 ___ 062
골격을 바로잡기 위한 호흡 ___ 063
아킬레스건을 펴는 스트레칭 ___ 064

골반을 바로잡는 W자 스트레칭 ___ 065
다리 근육의 균형을 바로잡는 스트레칭 ___ 066
고관절을 유연하게 하는 스트레칭① ___ 067
고관절을 유연하게 하는 스트레칭② ___ 068
엉덩이 걸음 스트레칭 ___ 069
골반과 고관절을 바로잡는 스트레칭 ___ 070
요추를 앞으로 굽히는 스트레칭 ___ 071
허리를 유연하게 하는 스트레칭 ___ 072
요통을 고치는 방법 ___ 073
거울 앞에서 바르게 서는 연습 ___ 074
옆구리 스트레칭 ___ 075
전신 비틀기 스트레칭 ___ 076
뇌를 젊게 하는 스트레칭 ___ 077
손과 손가락을 위한 스트레칭 ___ 078
비뚤어진 전신을 바로잡는 스트레칭 ___ 079
두 다리 사이를 벌리지 않고 걷는 연습① ___ 080
두 다리 사이를 벌리지 않고 걷는 연습② ___ 081
O형 다리를 고치는 스트레칭 ___ 082
전신의 피로를 푸는 스트레칭 ___ 084
노안을 막는 방법① ___ 085
노안을 막는 방법② ___ 086
비뚤어진 발가락을 바로잡는 스트레칭 ___ 087
반지를 활용하는 방법 ___ 088

PART 5 병과 노화를 막는 식생활

음식은 영양보충의 수단만이 아니다 ___ 090
생활습관병을 고치는 식사 ___ 093
꼭 필요한 성분을 잘 섭취하는 법 ___ 097

PART 6 건강 나이를 바꾸는 생활습관

적당한 스트레스를 즐겨라 ___ 100
비만인 사람은 먼저 체질 개선부터 ___ 103
몸가짐에 신경을 쓰자 ___ 107
자신에게 맞는 물건을 찾자 ___ 110

PART 7 기분 좋게 나이 들기 위한 마음가짐

노화되는 뇌의 신호 ___ 118
스스로의 노력이 필요하다 ___ 124

PART 1
노화, 막을 수 있다

건강한 몸은 골격이 비뚤어지지 않고, 근육이 붙어야 할 곳에 제대로 자리 잡혀 있다. 반면 골격이 비뚤어지면 혈액의 흐름이 방해를 받아 신경과 내장이 정상적으로 활동할 수 없으므로, 갖가지 질환과 신경통 등의 증상이 나타나게 된다. 바로 이럴 때 스트레칭이 필요하다. 스트레칭을 하면 골격이 제자리를 찾아서 혈액의 흐름이 원활해지므로 몸속의 내장과 뇌가 건강해지는 것이다. 이제 노화와 각종 질환을 예방함은 물론 즐겁고 활기찬 인생을 보낼 수 있는 첫걸음을 내딛어보자.

나이가 들었으니 어쩔 수 없지는 그만

**스트레칭을 하면 골격이 제자리를 잡아서
혈액의 흐름이 원활해지므로
우리 몸속의 내장과 뇌가 건강해진다.**

나이를 먹으면 몸의 여기저기 아픈 곳이 늘어난다. 그때마다 '나이가 들었으니 어쩔 수 없지'라고 생각하기 쉬워지는데, 이 말에는 나이를 핑계대고 적당히 도망치고 싶은 속내가 엿보인다.

그러나 나이는 건강 상태에 대한 변명이 되어서는 안 된다. 자유로운 시간이 늘어나 하고 싶은 일이 잔뜩 있는 데도 몸 상태가 좋지 않아 집에서 요양만 하거나, 가끔 외출한다고 해도 병원이 고작인 생활을 떠올려보자. 누구나 이렇게 집과 병원만을 왕복하는 생활보다는 즐거운 인생을 살고 싶을 것이다. "언제나 건강하시군요. 그 나이로 보이지 않아요." 이런 말을 듣고 싶지 않은가?

만약 이 책을 읽고 있는 당신이 젊은이에 속한다면, 젊음과 건강을 유지하여 '언제까지나 젊고 아름다운 나'가 실현될 것이다. 중년이라면 노화되기 시작하는 몸이 점점 건강해져 매일의 생활이 쾌적해지고, 살아가는 목표를 확실히 지닌 의욕 있는 인생을 보내게 될 것이다. 그리고 고령자라면 날마다 몸과 마음이 쾌적해지는 것을 느낄 수 있으리라 생각한다. "요즘 점점 젊어지고 생기가 넘치는군요."

라는 말을 들을 수 있도록 노력해보자.

몸과 마음을 건강하게 하는 스트레칭

30여 년 동안 필자의 골격 교정 시술을 거쳐 간 사람은 약 수만 명에 이른다. 그 대상도 젊은 층부터 80대에 이르기까지 아주 다양한데, 이들에게 필자가 고안한 간단 스트레칭을 지도했더니, 체형이 좋아지고 동시에 컨디션 불량도 개선되었다. 즉 건강한 몸이 된 것이다.

건강한 몸은 골격이 비뚤어지지 않고, 근육이 붙어야 할 곳에 제대로 붙어 있으므로 균형 잡힌 체형을 유지할 수 있다. 반면 체형이 흐트러진 것은 골격이 비뚤어졌기 때문이다. 이로 인해 혈액의 흐름이 방해를 받아 신경과 내장이 정상적으로 활동할 수 없게 되면 몸의 어딘가에 고장이 나게 된다.

클리닉을 찾아오는 사람들은 하나같이 몸의 상태가 좋지 않다고 호소하고 있다. 부인과 계통의 질환, 신경통 등 종류는 다양하지만, 체형이 정상으로 돌아오면 이러한 증상은 눈에 띄게 개선된다. 그래서 필자는 2년 전부터 체조 교실을 열고 있는데, 이곳을 찾아오는 중·노년층 대부분이 스트레칭을 하면서 몸의 상태가 회복되고 있다. 다들 '몸이 가벼워졌다' 또는 '머리가 개운해졌다' 는 반응이다. 이것은 스트레칭에 의해 골격이 제자리를 잡고 나니 혈액의 흐름이 원활해져 내장과 뇌가 건강해졌기 때문이다.

스트레칭으로 노화를 예방할 수 있는 이유

노화의 원인 중 하나는 비뚤어진 골격이나 두개골의 변형이다. 우리 몸은 어느 한곳이 비뚤어지면 그것이 점점 다른 곳으로 퍼진다. 왜냐하면 골격은 전부 연결되어 있기 때문이다. 예를 들어 비뚤어진 허리를 그대로 방치해두면 언젠가는 두개골도 틀림없이 변형되고 만다. 비뚤어진 척추나 다리도 마찬가지이다. 따라서 어느 부분이 비뚤어졌다면 즉시 그 뒤틀림을 교정하는 스트레칭을 해둘 필요가 있다.

이에 대한 방법과 스트레칭에 관해서는 4장에서 자세히 소개할 것이다. '이미 비뚤어졌기 때문에 무리'라는 생각은 할 필요가 없다. 올바른 호흡과 스트레칭을 매일 계속하면 반드시 교정할 수 있다. 비뚤어진 정도가 심한 사람도 시간을 들여 계속하면 정상적으로 돌아온다.

건강한 사람도, 몸의 어딘가가 비뚤어진 사람도 지금부터 스트레칭을 시작하자. 그러면 노화도 방지할 수 있고, 당뇨나 비만, 고혈압 같은 각종 성인병을 예방할 수 있다. 그리고 무엇보다 몸과 마음이 건강해져 즐겁고 활기찬 인생을 보낼 수 있다.

몸을 노화시키는 자세를 조심하자

**아래로 늘어진 내장과 휘어진 척추는
전신의 골격뿐 아니라 두개골을 어긋나게 만들므로,
뇌의 혈류를 방해하여 병의 위험성을 높인다.**

    노화라고 하면 아무래도 중년이나 고령자가 머리에 떠오르기 쉽지만, 최근에는 젊은 층에서도 심각한 노화 증상이 눈에 띈다. 몸뿐만 아니라 뇌까지 노화되어 방금 이야기한 것을 잊어버리거나 상황 판단을 못하는 등 같이 있는 사람까지 당황하게 만들기 일쑤다. 반대로 고령임에도 기억력이 좋거나 상황 판단이 확실한 사람은 몸이 젊다는 증거이다.

    특히 요즘은 건강을 해치는 나쁜 습관과 자세가 노화를 재촉하고 있다. 예를 들어 배를 부풀리는 호흡법이나 가슴을 펴는 습관 등이 있다. 배를 부풀리면 내장이 아래로 늘어져 배가 볼록 튀어나오고, 가슴을 펴면 척추가 휘어지게 된다. 이처럼 잘 모르고 있었던 잘못된 습관이 노화를 재촉하고 있으므로, 어떤 자세나 습관을 조심해야 하는지 점검해보자.

바른 자세와 호흡법을 알아두자

바른 호흡법은 한 가지 밖에 없다. 바른 호흡법은 내장을 아래로 늘어지게 하지 않는다. 오히려 늘어난 내장을 정상적으로 돌아오게 해 체형을 바르게 만드는데, 이에 관해서는 25쪽에서 보다 자세히 알아보도록 하겠다.

자세를 좋게 만들려면, 당연한 말이겠지만 평상시에 올바른 자세를 유지해야 한다. 하지만 '자세를 좋게'라는 말을 들을 때마다 가슴을 펴는 것은 결코 좋은 습관이라고 할 수 없다. 그렇게 하면 견갑골 사이가 좁아져 가슴뼈(흉골)가 앞으로 튀어나와 새가슴이 되기 때문에 오히려 자세가 나빠진다.

그렇다면 좋은 자세란 과연 어떤 것일까? 등줄기가 곧은 자세는 정면에서 볼 때 두 눈, 양 어깨, 골반이 수평이다. 또한 정중선(正中線)이 몸의 중심을 통과하고 있는데, 이것은 미간, 양 유두 사이, 치골, 두 다리 사이가 수직선상에 있음을 뜻한다.

옆에서 봤을 때는 몸이 뒤로 젖혀지거나 앞으로 굽지 않고, 귓불이나 견봉(어깨의 앞쪽 끝), 고관절(골반과 대퇴골을 잇는 관절), 슬개골(무릎의 관절을 이루고 있는 종지 모양의 뼈) 뒤쪽, 바깥 복사뼈에서 앞쪽으로 약 2센티 떨어진 부분이 수직선상에 있다.

이처럼 정상적인 골격을 유지하려면 무엇보다 내장이 제 위치에 있어야 한다. 내장의 위치가 정상적인 경우는 가슴팍이 넓고 흉곽의 모양이 제대로 잡혀 있으며 척추도 아름다운 S자 라인을 유지하므로, 두개골이 안정적으로 자리 잡게 된다.

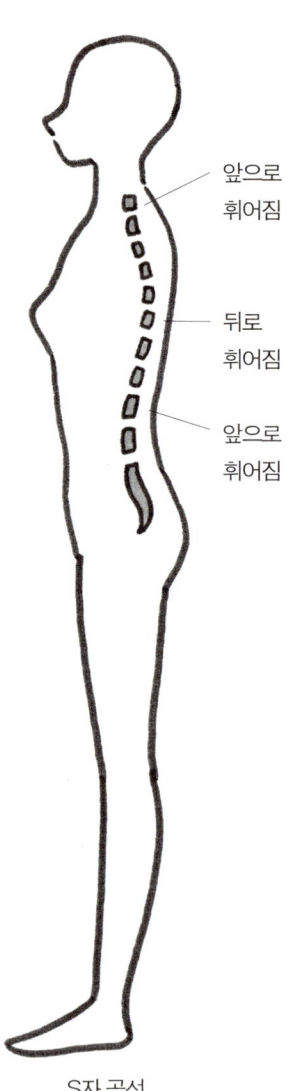

앞으로 휘어짐

뒤로 휘어짐

앞으로 휘어짐

S자 곡선

턱이 어긋나면 일단 조심

최근 악관절증(顎關節症: 악관절을 움직이는 근육이나 관절의 기능에 이상이 생기는 질환)이 증가해 문제가 되고 있다. 악관절증이 되면 입을 벌리거나 음식물을 씹기가 어려워지고, 턱이 아프거나 두통이 생기는 등 여러 가지 증상이 나타나게 된다. 뿐만 아니라 두개골의 모양도 바뀌기 때문에 페이스 라인에 좌우차가 생긴다.

악관절증 환자의 공통점은 전형적인 내장하수(내장이 아래로 늘어짐) 체형으로, 흉곽이 좁고 척추의 S자 라인이 비뚤어져 있다는 것이다. S자 라인이 어긋나면 곧바로 두개골에 영향을 미쳐 후두골이 납작하게 돼버리는데, 그만큼 뇌를 감싸는 공간이 줄어들므로 공간을 확보하기 위해 두개골 전체가 길어지거나 옆으로 퍼진다. 또한 얼굴의 중심이나 광대뼈가 앞으로 튀어나오거나 코가 커지는 경우가 많다. 악관절증이 심해지면 몸이 비뚤어지는 현상도 심해져서 단순히 어느 부분이 내려앉은 것뿐만 아니라 페이스 라인의 좌우차가 생긴다. 예를 들어 턱의 중심에서 귓불 바로 밑에 있는 하악각(下顎角)까지의 길이에 좌우차가 생겨 긴 쪽의 볼은 홀쭉해지고 짧은 쪽은 볼록해진다.

이와 같은 두개골 전체의 변형은 두통을 일으킨다. 뇌의 혈류(血流)가 원활히 이루어지지 않으므로 뇌의 영양 상태가 악화되어 두통이 일어나는데, 이것은 뇌의 기능 약화를 초래할 뿐만 아니라 뇌혈관 질환을 유발할 수 있다. 따라서 악관절증은 일찌감치 치료해야 한다.

골반이 뒤틀린 O형 다리

O형 다리 역시 내장하수와 무관하지 않다. O형 다리의 근본적인 원인은 비뚤어진 골반이다. 골반이 비뚤어진 채 오랫동안 생활을 계속하면 고관절이 변형된다. 고관절의 변형은 무릎 뼈에까지 영향을 끼쳐, 걸을 때마다 통증을 일으키고, 결국

에는 보행 자체가 곤란해지고 만다. 이로 인해 체형이 뒤틀리면서 본래 가슴에 위치해야 할 내장이 골반 쪽으로 내려가 내장하수를 일으키는 것이다.

또한 체형 전체가 비뚤어지면 두개골이 변형된다. 앞에서도 언급했듯이 두개골이 변형되면 그 속에 있는 뇌에 문제가 일어나기 쉬워지므로, 이를 방지하기 위해서는 비뚤어진 골격, 그리고 그 토대가 되는 하반신의 O형 다리를 고치는 것이 중요하다.

내장이 늘어지지 않는 생활습관

1. 배를 끌어당기는 습관을 들여 내장하수를 고치도록 하자.
2. 가슴을 넓히는 데 방해가 되는 꼭 끼는 속옷이나 웃옷은 입지 않도록 한다.
3. 자신에게 맞는 베개를 선택하자. 누웠을 때 턱을 들어서 입술의 양끝과 목 뒤쪽 중앙에 옴폭 들어간 부분을 수직이 되게 하면, 자고 있을 때도 배를 부풀리지 않고 호흡할 수 있다.
4. 의자에 앉을 때는 엉덩이를 꼭 조이고 올바른 자세로 앉는다.
5. 균형 잡힌 식사를 한다. 먹을 때는 충분히 씹으며, 조금 더 먹고 싶다고 느낄 때 숟가락을 놓자.
6. 몸의 휴식을 위해 되도록 빨리 잔다.
7. 스트레스는 쌓아두지 않도록 한다.
8. 편한 신발을 신는다.

PART 2
지금까지 몰랐던 젊어지는 상식

사소하게 여겼던 작은 행동이나 습관 하나가 우리의 몸을 비뚤어지게 할 수도 있다. 예를 들어 뒷짐을 지거나 옆으로 앉기, 턱을 당기는 행동 등 생활 속에 자리 잡은 잘못된 습관이 우리 몸의 노화를 급속도로 진행시키고 있다. 이런 습관이나 자세로 인해 척추가 변형되면 신경이 압박을 받아 몸이 피곤해지고, 몸이 피곤하면 골격을 정상적인 상태로 유지하기가 더욱 힘들어지는 악순환이 계속된다. 이 장에서는 어떤 행동이 문제를 일으키는지 알아보고 스스로 깨닫지 못했던 습관을 되짚어보자.

머리카락의 무게와 몸의 균형

**머리카락 한 가닥 한 가닥은 아주 가볍지만
전체는 몸에 뒤틀림을 가져올 만큼 충분히 무겁기 때문에
어느 한쪽으로 무게가 편중되면 몸의 균형이 깨질 수 있다.**

여성이라면 누구나 오랫동안 거울 앞에 앉아서 머리 가르마를 이리 저리 바꿔보며 헤어스타일에 변화를 주려고 애쓴 경험이 있을 것이다. 실은 아무 관계없을 것 같은 이 헤어스타일이 우리 체형에 커다란 영향을 주고 있다.

머리를 항상 짧게 하는 남성들은 이해할 수 없을지도 모르겠지만, 여성들은 머리를 짧게 잘랐을 때 머리가 굉장히 가벼워졌다고 느끼는 경우가 많을 것이다. 한 가닥 한 가닥은 아주 가볍지만, 머리카락 전체 무게는 몸을 비뚤어지게 할 만큼 충분히 무겁다. 따라서 가르마를 어느 한쪽으로 계속 타면, 치우친 머리카락 무게 때문에 문제가 생길 수 있다.

일류 스포츠 선수는 체모에 의한 공기 저항도 신경 쓰인다는 이유로, 남성들까지 팔이나 다리의 체모를 제거한다고 한다. 그만큼 불균등한 헤어스타일은 좌우에서 받아들이는 공기 저항을 다르게 만들어 골격에도 영향을 준다. 가르마 방향을 중심선보다 바깥쪽으로 이동하면 할수록 좌우차가 커지게 되고, 페이스 라

인의 좌우차가 확연히 눈에 띌 정도로 뒤틀림이 생긴다. 그리고 가르마를 오른쪽으로 탄 경우는 몸의 왼쪽에, 왼쪽으로 탄 경우는 몸의 오른쪽이 비뚤어지게 된다. 기본적으로 가운데 가르마나 가르마가 없는 헤어스타일은 체형에 영향을 끼치지 않는다.

그러면 가르마의 방향이 골격에 어떤 영향을 끼치는지를 좀 더 자세히 살펴보도록 하자. 조사 대상이 된 피실험자는 건강하고 골격에 이상이 없는 27세의 남성이었다. 가르마를 타지 않았던 그에게 '가르마를 왼쪽'으로 타는 실험을 시작한 뒤, 피실험자는 얼마 안 있어 허리의 통증을 호소하기 시작했다. 피실험자가 어째서 갑자기 요통을 호소하게 되었는지 가르마를 왼쪽으로 했을 때의 골격 상태로 알아보기로 하자.

가르마에 따른 골격 상태

1. 골반이 비뚤어지고 꼬리뼈와 전자간능(轉子間稜: 대퇴골 경부 아래쪽에 있는 두 돌기를 연결하는 능선) 사이에 좌우차가 생겨 오른쪽이 넓어졌다. 이것은 몸의 오른쪽 전체가 나빠지고 있음을 뜻하는데, 이 상태라면 대부분의 사람이 허리에 통증을 느끼게 된다.
2. 오른쪽 어깨와 오른쪽 골반이 내려간다.
3. 몸 전체가 왼쪽으로 뒤틀려 가슴과 골반 오른쪽이 앞으로 나온다.
4. 가슴 두께에 좌우차가 생기면서 오른쪽이 얇아진다. 이것은 오른쪽의 내장이 왼쪽의 내장보다 크게 내려가 있음을 의미한다.
5. 얼굴 모양도 비뚤어진다. 오른쪽 아래턱이 앞쪽으로 이동해 오른쪽 볼은 부풀어 보이고, 왼쪽 아래턱은 뒤쪽으로 이동해 왼쪽 볼이 홀쭉해진다. 양 볼의 좌우차가 얼굴 형태를 나쁘게 한다.

6 오른쪽 아래턱은 내려가고 왼쪽 아래턱은 올라간다.

7 오른쪽 뇌를 O링 테스트(37쪽 참조)해보면, 손가락에 힘이 들어가지 않는다. 왼쪽 뇌도 오른쪽 뇌 정도는 아니지만 힘이 들어가지 않는다.

8 배꼽의 위치가 오른쪽으로 조금 기울고, 배꼽과 상전장골극(上前腸骨棘: 골반 옆구리 아랫부분의 뾰족한 곳) 사이에 좌우차가 생겨 오른쪽이 넓어진다. 배꼽의 위치가 어긋나게 되면, 여성의 경우 생리통과 같은 부인과 질환에 걸리기 쉬워진다.

9 몸의 중심이 오른쪽으로 이동한다.

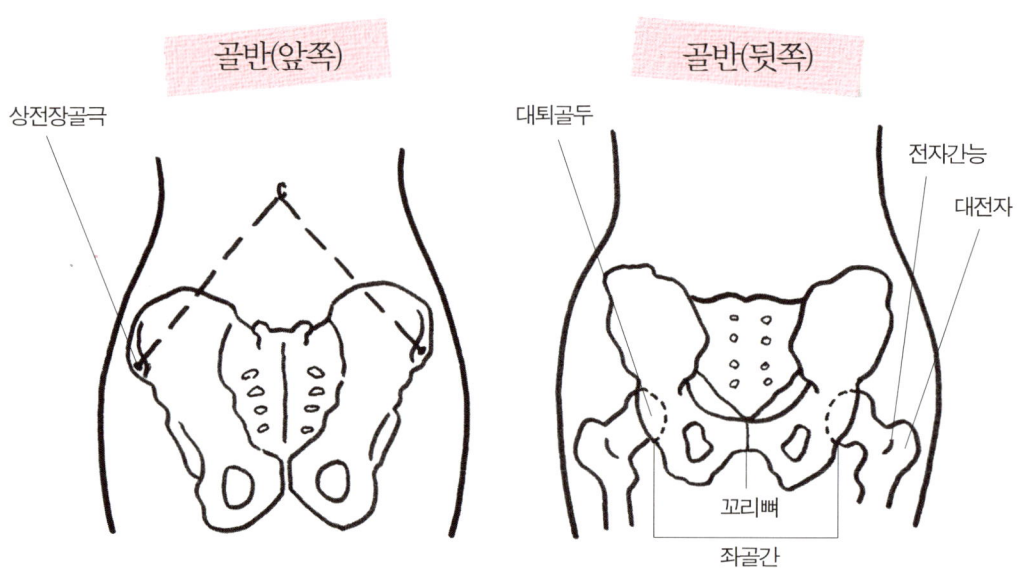

배꼽과 양쪽 상전장골극 사이의 길이가 같다면 골격은 정상이다. 상전장골극은 엉덩이 쪽에 엄지손가락 이외의 손가락을 두고 엄지손가락으로 그림에 표시되어 있는 곳을 쓰다듬으면 만져진다.

꼬리뼈와 전자간능 사이의 길이가 같다면 골격은 정상이다.

체형이 비뚤어지는 것은 정도나 표면적인 부분에서 개인차가 있다. 피실험자였던 이 남성의 경우 일시적으로 가르마를 왼쪽으로 탄 것뿐이었으므로, 가르마를 없애자 문제가 없는 원래의 체형으로 돌아오고 요통도 사라졌다. 하지만 이 경우와는 다르게 언제나 가르마를 오른쪽 또는 왼쪽으로 타는 사람은 비뚤어진 상태가 고정되어 몸에 많은 문제가 나타나게 된다. 따라서 오랜 시간 가르마를 어느 한쪽으로 치우쳐 탄 경우는 가르마를 없앤다고 해도 체형이 바로 교정되지는 않는다.

가르마의 방향을 체크하자

한 여성의 예를 들어보겠다. 멋쟁이에 총명한 29세의 이 여성은 가르마를 언제나 같은 방향으로 타는 것이 왠지 몸에 좋지 않다는 생각이 들었다. 그래서 가르마의 방향을 번갈아 바꿔가면서 균형을 맞추고 있었다. 본인은 그렇게 하면 괜찮을 거라고 생각했다고 한다.

그러나 가르마를 어느 한쪽으로 타게 되면 그 즉시 몸에 악영향이 나타난다. 게다가 시간이 흐르면 흐를수록 그 영향은 더 커진다. 언제나 같은 방향으로 가르마를 타는 것이 좋지 않다고 생각한 것은 올바른 판단이었지만, 유감스럽게도 오른쪽이나 왼쪽 중 어느 한쪽으로 고정하지만 않으면 괜찮다고 생각한 것은 잘못된 것이다. 이 여성은 만성 난소염을 앓고 있었는데, 가르마를 한가운데로 하자 난소의 상태가 호전되기 시작했다.

이번에는 39세의 또 다른 여성의 경우로, 그녀는 가끔 왼쪽 머리의 통증을 호소하곤 했다. 가르마를 오른쪽으로 타고 있었기 때문에 왼쪽 뇌에 악영향을 끼치게 된 것이다. 뇌의 건강 상태는 새끼손가락과 새끼발가락에 나타나므로 손톱(발톱)의 옆을 주무르게 했더니, 예상대로 그녀가 왼쪽 새끼손가락(발가락)의 손톱(발톱) 옆을 주무르자 심한 통증을 호소했다. 물론 오른쪽 새끼손가락(발가락)에는 통증을 느끼지 않았다. 이렇게 오른쪽 새끼손가락(발가락)으로 오른쪽 뇌의, 왼쪽 새끼손가락(발가락)으로 왼쪽 뇌의 건강 상태를 알 수 있는 것이다.

앞으로도 계속 가르마를 오른쪽으로 탄다면 증상이 더욱 심각해질 것으로 생각되어, 그녀에게 가르마를 중앙으로 타도록 충고했다. 그러자 서서히 페이스 라인이 바르게 자리 잡았다. 하지만 새끼손가락(발가락)의 통증이 완화되기는 했어도 완전히 나은 것은 아니었다. 그래서 비뚤어진 상체를 교정하는 스트레칭(50쪽 참조)을 실시했더니 새끼손가락(발가락)의 통증이 사라지고 목과 어깨 부분이 개운해졌다.

페이스 라인과 가르마의 상관관계

페이스 라인이 극단적으로 비뚤어진 사람은 가르마가 한쪽으로 심하게 치우친 경우가 많다. 앞에서 실험한 남성처럼 골반의 앞쪽과 뒤쪽 모두 오른쪽이 넓어지는 뒤틀림이 아니라, 골반의 앞쪽은 오른쪽, 뒤쪽은 왼쪽이 넓어지는 복잡한 뒤틀림이 생기는 것이다.

전신이 심하게 비뚤어졌던 32세의 어느 여성의 경우, 얼굴은 눈에 띄게 크게 일그러져 있었고 어깨 높이, 가슴 라인, 허리 라인, 골반 높이 등에 좌우차가 크게 나타났다. 그리고 무엇보다도 배꼽의 위치가 큰 폭으로 어긋나 배꼽에서 상전장골극까지의 길이가 좌우 5센티미터나 차이가 났다. 그녀는 가르마를 옆으로 크게 가르고 있었는데, 가르마를 가운데로 바꿔도 체형은 그다지 바뀌지 않았고 골반이나 어깨 높이의 좌우차도 변함없이 심각한 상태였다. 그래서 역시 비뚤어진 상체를 교정하는 스트레칭(50쪽 참조)을 지속적으로 반복하게 했더니 배꼽과 상전장골극 길이의 좌우차가 1.5센티까지 줄어들었다. 어깨나 골반의 좌우차는 겉으로 봐서 느끼지 못할 정도가 되었고, 몸의 상태가 좋아진 것은 말할 것도 없다.

올바른 호흡법의 비밀

**인간은 나이를 먹으면서 체력이 저하되고
이에 따라 내장도 자연히 아래로 쳐지는데
복식호흡을 하게 되면 내장하수가 더욱 빨리 진행된다.**

인간은 공기를 들이마시고 이산화탄소를 내보낸다. 평상시 호흡 횟수는 1분간 약 17회이고, 활동하고 있을 때는 25~30회 정도로, 한번에 호흡하는 공기의 양은 500cc 정도이다. 호흡에는 복식호흡과 흉식호흡이 있는데, 이 두 가지 호흡법 중 어느 쪽이 체형을 바르게 하는지 실제로 거울 앞에서 옷을 벗고 호흡을 하면서 비교해보자.

흉식호흡은 배를 끌어당겨 흉곽을 넓히면서 숨을 들이마시고, 숨을 내쉴 때도 배를 부풀리지 않는다. 반면 복식호흡은 배를 부풀리면서 숨을 들이마시고 배를 끌어당기면서 숨을 내쉰다. 역복식호흡이라는 방법도 있는데, 이것은 숨을 들이마실 때 배를 끌어당기고 숨을 내실 때 배를 부풀린다. 복식호흡과 역복식호흡은 어느 쪽이나 배를 부풀리게 하므로, 횡격막을 강하게 끌어내려 횡격막 아래쪽에 있는 간장이나 위, 그 외의 내장도 함께 내려가게 된다.

잘못된 호흡은 노화 체형으로 가는 지름길

흉식호흡과 복식호흡. 이 상반되는 호흡법을 비교해보면 그 차이가 체형에 확실히 나타남을 알 수 있다. 배를 끌어당기는 방법은 당연히 배가 날씬해지고 배를 부풀리는 방법은 반대로 배에 살이 붙게 된다. 이 두 가지 호흡을 두 사람이 각자 하루에 약 2만 5천회, 365일 계속한다고 해보자. 배를 부풀리는 호흡(복식호흡)을 한 사람은 내장이 아래로 쳐져 배가 튀어나오게 된다. 반대로 배를 끌어당기는 호흡(흉식호흡)을 한 사람은 내장의 위치가 제대로 자리 잡히고 배도 날씬해져 젊은 체형이 된다.

인간은 나이를 먹어가면서 체력이 저하되고 이에 따라 내장도 자연히 아래로 쳐진다. 아무 것도 하지 않아도 내장이 점점 내려가는 것이다. 여기에 복식호흡까지 하게 되면 내장하수를 더욱 재촉하게 된다. 건강하게 장수하기 위해서는 내장하수를 일으키는 것이 아니라, 내장의 위치를 정상적으로 유지하는 방법을 선택해야 한다. 흉식호흡이야 말로 나이가 들어도 내장의 위치를 정상적으로 유지하고 젊은 체형을 지속시킬 수 있는 방법이다.

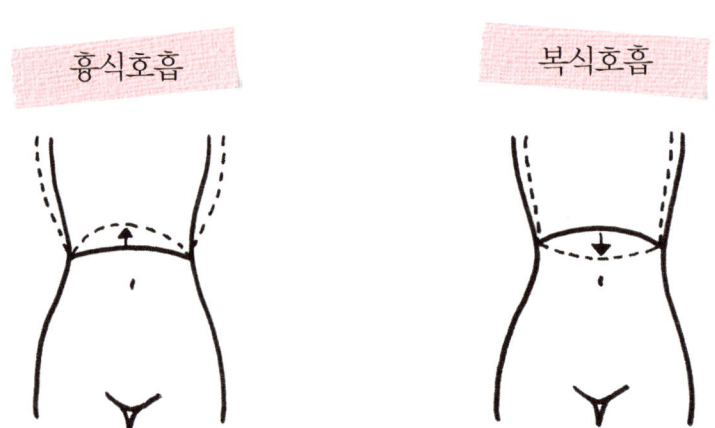

굽은 척추의 연쇄작용

척추의 S자 곡선이 비뚤어지면
신경이 제 기능을 못해서 쉽게 피곤해지고
두개골에도 자극을 가해서 뇌의 활동을 방해한다.

자세를 바르게 해야 한다는 것은 누구나 잘 알고 있을 것이다. 그러나 유감스럽게도 자세가 좋은 사람을 그다지 볼 수 없는 것이 현실이다. 자세를 바르게 하고는 싶지만 금방 피곤해져 오래 유지할 수 없다는 사람도 꽤 있다. 그만큼 바른 자세를 오랫동안 유지할 만한 체력을 가진 사람이 적다는 뜻이 아닐까. 게다가 자세가 나쁘다고 해서 금방 몸에 어떤 문제가 발생하는 것도 아니므로 금새 자신에게 편한 쪽을 택하고 만다. 그 결과 자세가 나쁜 체형이 고정되는 것이다.

많은 사람들이 자신의 자세나 포즈가 골격에 어떤 영향을 끼치는지 그다지 관심이 없는 것 같다. 하지만 자신이 항상 반복하는 자세나 포즈가 지금의 체형을 만들고 있다. 자세가 나쁜 상태의 척추는 S자 곡선이 비뚤어져서 새우등이 된다. 즉 S자 곡선이 반대 방향으로 뒤틀리는 것이다. 척추가 뒤틀리면 허리도 굽어지고 신경이 제 기능을 못하게 되므로 쉽게 피로해진다. 또한 앞에서도 설명한 바와 같이 S자 곡선이 비뚤어지면 두개골에도 자극을 가해서 후두골을 변형시킨다.

평형감각을 좌우하는 후두골

클리닉을 찾아오는 젊은 여성들은 반드시 눈을 감고 한쪽 발로 서는 검사(체력 검사의 하나로 두 눈을 감은 채 한쪽 다리를 들고 다른 한쪽 다리로 몇 초간 지탱할 수 있는지 조사한다)를 거치게 된다. 이때 후두골이 심하게 뒤틀린 사람일수록 제대로 서 있는 것이 불가능할 정도로 심하게 휘청거린다. 후두골이 제대로 자리 잡히지 않으면 평형감각에도 악영향을 끼치고 있음을 확실히 알 수 있다. 이 증상이 심한 사람은 건망증이 생기고 순간적인 판단력이 흐려지며 두통 등의 증상을 호소하는 경우가 많다. 만약 후두골이 정상적인 경우와 변형된 경우의 계산능력을 비교할 수 있다면 정상적일 때가 훨씬 성적이 좋을 것이다.

체력에 문제가 없는 젊은 사람조차도 후두골이 납작한 경우는 검사에서 심하게 휘청거리므로 고령자인 경우는 상당히 심각한 지경에 이르게 된다. 따라서 두개골의 위치를 바로잡도록 노력하자. 그렇지 않으면 누워서 지내야만 하는 생활만이 당신을 기다리고 있을 것이다.

두개골의 형태는 지금부터라도 교정할 수 있다. 어쨌든 자세를 바르게 유지하는 것이 중요하며, 이 노력이 늦어지면 늦어질수록 고치기가 점점 어려워진다. 두개골의 모양이 변형되면 뇌의 활동에 악영향을 끼치므로 조금이라도 빨리 자세를 바르게 해서 두개골의 형태를 바로잡아야 한다.

뒤쪽으로 휘어진 무릎을 조심

다리가 휜 상태로 계속 서거나 걸으면
무릎의 변형이 진행되어 만성 무릎 통증이 일어나고
결국에는 제대로 걸을 수조차 없게 된다.

중년 이후가 되면 무릎의 통증을 호소하는 사람이 급격히 증가한다. 이 경우 뢴트겐 사진을 찍어보면 관절이 심하게 변형되어 있는 경우가 많은데, 무릎이 뒤쪽으로 휘어진 상태, 즉 반장슬(反張膝)로 인하여 무릎에서 대퇴골로 이어지는 고관절이 바깥쪽으로 튀어나온다. 그러면 골반이 넓어져 흉곽에 감싸여 있던 내장이 아래로 처지고, 이 때문에 척추가 비뚤어져 새우등이 되는 것이다. 일단 새우등이 되면 두개골이 변형될 확률이 높다.

그러면 무릎이 휘어지는 것을 예방하려면 어떻게 해야 좋을까? 우선 무릎의 구조에 대해 간단히 알아보자. 무릎에 대해 알게 되면 무릎에 쓸데없이 부담을 주지 않도록 주의할 수 있고, 무릎의 통증 악화를 방지하는 지혜도 생겨난다. 무릎의 변형이 그렇게 심하지 않은 경우라면 이 정도로도 상태가 좋아질 수 있다.

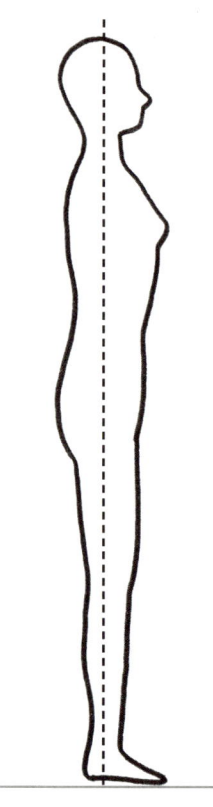
다리가 곧은 사람

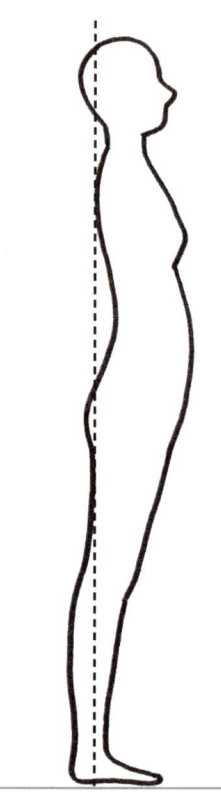
반장슬인 사람

올바른 다리 형태를 알아두자

똑바로 섰을 때의 다리 형태를 옆에서 보자. 다리뼈는 똑바로 섰을 때 가장 부담이 가지 않는다. 특히 주의해서 볼 곳은 다리 뒤쪽의 근육이다. 다리에서 근육이 가장 많이 붙어있는 곳은 넓적다리(대퇴), 그 다음이 종아리이며, 무릎의 뒤쪽은 근육이 가장 붙지 않는 곳이다. 다시 말해 부위에 따라 근육이 붙어있는 정도가 다르고, 다리 뒤쪽은 본래 완만한 곡선을 이루고 있다.

그런데 무릎이 휘어진 사람은 무릎 관절의 뒤쪽이 튀어나오게 되면서 이로 인해 무릎의 뒷면이 직선이 된다(많은 사람들이 무릎의 뒷면은 직선 모양인 것이 좋다고 생각하는데, 이것은 잘못된 생각이다). 동시에 슬개골도 원래 있어야 할 자리에서 점점 올라간다.

무릎 관절은 대퇴골과 경골, 그리고 슬개골로 이루어져 있다. 정상적인 무릎 관절의 경우, 경골의 관절면이 대퇴골의 관절면을 구르면서 미끄러지는 운동을 한다. 구르는 운동뿐만이 아니라 미끄러지는 운동이 첨가됨으로써 관절의 어느 한 부분에 부담이 되지 않도록 하는 것이다.

그러나 반장슬인 경우 이 미끄러지는 운동이 제대로 이루어지지 않아 관절의 어느 한 부분에 부담이 집중되어 관절의 변형이 일어나기 쉬워진다.

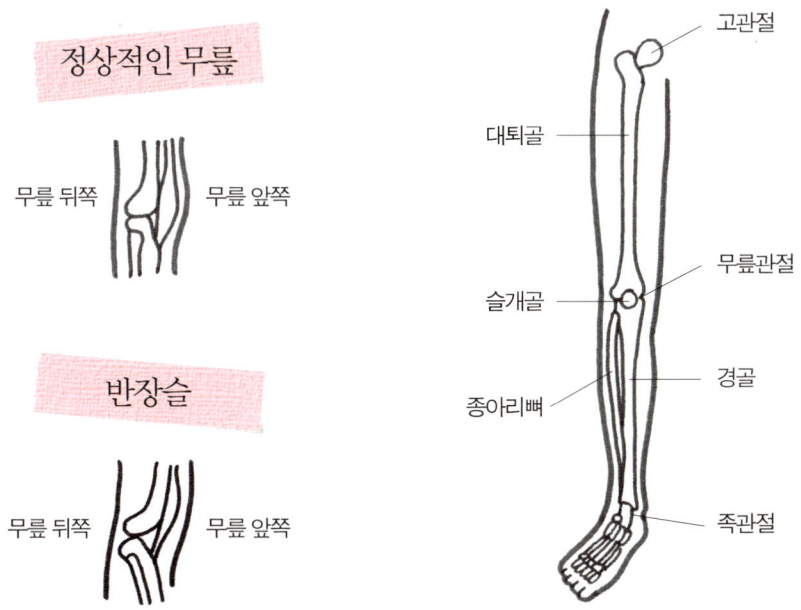

또한 다리가 휘어진 상태로 서거나 걸으면 무릎의 변형이 진행되어 만성 무릎 통증이 일어나고 결국에는 제대로 걸을 수조차 없게 된다. 따라서 서있거나 걸을 때 무릎의 변형이 일어나지 않도록 하려면 다리 전체를 곧게 펴는 것이 가장 중요하다. 항상 휘어진 자세로 서있는 사람은 무릎의 긴장을 풀어보자. 이것이 무릎을 젊게 하는 비결이다.

무릎이 반장슬이 되지 않도록 하기 위한 또 한 가지 중요한 점은 내장하수를 방지하는 것이다. 내장이 제자리에 위치하고 있으면 골반이나 고관절도 정상적인 모양을 갖춘다. 골반의 바깥쪽 근육과 안쪽 근육도 제 위치에 있기 때문에 골반이나 고관절을 제대로 지탱하게 된다. 연결되어 있는 다리 근육도 무릎 관절을 확실히 지탱할 수 있으므로 반장슬이 되는 일이 없다.

척추를 망가뜨리는 나쁜 자세

뒷짐을 지거나 옆으로 앉기, 턱을 당기는 행동 등
생활 속에 자리 잡은 잘못된 습관이
우리 몸의 노화를 급속도로 진행시키고 있다.

손을 뒤로 잡으면 견갑골 사이가 좁아진다. 본래 상부흉추(上部胸椎)는 완만하게 뒤쪽으로 휘어져 있는데, 견갑골 사이가 좁아지면 흉추가 앞으로 밀려나와 휘어지게 된다. 또한 상부흉추와 이어지는 흉신경이 제대로 기능을 하지 못하므로 하부흉추가 뒤쪽으로 휘어지게 되어 새우등이 된다.

즉 뒷짐을 지면 척추의 S자 곡선이 반대 방향으로 변한다. 이때 신경은 압박을 받아, 전신의 신경이 제대로 기능을 하지 못하게 되어 몸이 아주 쉽게 피곤해진다. 몸이 피곤할수록 골격은 정상적인 상태를 유지할 수 없어서 점점 비뚤어지게 되는 것이다.

허리가 굽은 사람은 대부분 뒷짐을 지고 있는 경우가 많다. 대수롭지 않게 생각하고 뒷짐을 지는 습관을 계속하면 괴로운 노후가 기다리고 있을 뿐이다. 이 습관을 가지고 있는 사람은 뒷짐을 지는 것이 나쁜 습관이라는 것을 인식하고 하루라도 빨리 고치도록 노력하자.

자신이 평상시에 자주 하는 자세나 포즈가 자신의 체형에 어떠한 영향을 미치고 있는지 가끔은 생각해보는 것이 좋다. 잘못된 자세를 계속 반복하면 자신도 모르는 사이에 건강에 큰 손실을 주고 노후 생활을 고통스럽게 하기 때문이다. 잘못된 자세나 포즈에 관심을 가지고 주변 사람들과 서로 나쁜 습관을 지적해주는 협력이 필요하다.

옆으로 앉으면 체형의 균형이 무너진다

집안에 있을 때는 많은 사람들이 바닥에 앉아있는 시간이 많은데, 앉을 때에는 대부분 편하다는 이유로 정좌보다 옆으로 앉는 방법을 취한다. 그러면 옆으로 앉을 때의 자세는 어떠한지 한 번 생각해보도록 하자.

예를 들어 오른쪽으로 앉았을 경우, 오른쪽 다리의 고관절은 안쪽으로 돌아가고 왼쪽 다리의 고관절은 바깥쪽으로 돌아가게 된다. 이 상태로 앉는 것을 반복하면 오른쪽 고관절은 잘 펴지지 않고 왼쪽 고관절은 너무 잘 펴지게 된다. 그 결과 허리가 비뚤어져서 항상 허리 통증에 시달리게 되는 것이다. 또한 하반신은 몸을 지탱하는 토대이므로 고관절이 비뚤어지면 몸 전체를 휘어지게 해서 측만증(側彎症: 몸의 뼈, 특히 척추가 휘는 병)을 유발할 수 있다.

턱을 당기는 습관은 온몸을 단숨에 노화시킨다

우리는 생활 속에서 무의식적으로도 턱을 당기려고 한다. 턱을 꼿꼿하게 들어올리면 거만하고 잘난 척하는 인상을 주기 쉽고, 특히 자기보다 나이든 어른 앞에서 턱을 들면 예의 없이 보이기 때문이다. 하지만 턱을 당기는 행위는 우리의 체형에 있어서 상당히 마이너스다. 경추는 원래 앞으로 휘어진 상태가 정상인데, 턱을 당기게 되면 똑바른 서든지 아니면 뒤쪽으로 휘어진 상태가 된다. 따라서 습관적으로 턱을 당기게 되면 경추는 비뚤어진 상태로 굳어지는 것이다.

그리고 이 상태의 경추신경은 제 기능을 하지 못하므로, 신경이 연결된 부위에 여러 가지 문제가 일어나게 된다. 우선 목이 굳어져 움직이기 힘들어지고 통증이 생긴다. 이에 수반해 어깨의 움직임이 나빠지고, 손가락이 저리며 귀가 잘 안 들리는 증상이 나타난다. 변형이 일어나는 것은 경추뿐만이 아니다. 직선 모양이 된 경추는 온몸의 골격에 영향을 미치는데, 우선 경추의 위쪽에 놓여있는 두개골이 뒤틀리고, 이에 따라 뇌의 기능이 악화된다. 그리고 뒤쪽으로 휘어져야만 하는 상부흉추가 앞쪽으로 휘어지고 하부흉추는 뒤쪽으로 휘어져 새우등이 된다. 턱을 당기는 단순한 행위가 경추신경뿐만 아니라 뇌와 뇌신경, 흉신경, 허리신경, 천골(골반을 구성하는 뼈)신경, 그리고 온몸의 신경기능을 악화시키는 것이다.

턱을 당기는 습관이 있는 사람은 경추가 비뚤어졌기 때문에 자세가 좋아질 수가 없다. 따라서 항상 턱을 들고 입술의 양끝과 뒷목 중앙의 옴폭 들어간 부분이 수평을 유지하도록 하자. 그러면 경추가 제자리를 잡게 되므로 자세도 좋아지게 된다. 자신이 턱을 당기고 있는지 아니면 정상인지를 체크해보자. 만약 턱을 당기고 있다면 이미 노화 체형으로 향하고 있다고 생각해도 좋다. 하루라도 빨리 고치도록 하자. 턱이 정상적인 상태는 다음과 같다.

정상적인 턱의 상태

1. 목에서 턱 끝까지 6(작은 체형)~8(보통 체형의 남성)센티미터로, 이중턱이 아닌 사람
2. 서있거나 앉아있을 때 입술의 양끝과 뒷목 중앙의 옴폭 들어간 부분이 수평인 사람. 이 상태가 평소보다 턱을 들고 있다는 느낌이 드는 사람은 턱을 당기는 습관이 있는 것이다.

3 견갑골 사이가 넓어서(상부 흉추가 조금 뒤쪽으로 휘어져 있다) 약 17~20센티미터 정도 되는 사람
4 후두골이 둥글고 자세가 좋은 사람
5 내장의 위치가 정상적이고 골반이 비뚤어지지 않은 사람
6 고관절에 손을 대고 걸었을 때 결리지 않는 사람(고관절이 변형된 사람은 대전자가 부드럽게 움직이지 않는다)

필자는 항상 전철로 통근하고 있다. 좁은 공간에서 많은 사람들이 북적대고 있는 것을 보면서 항상 신경이 쓰이는 것은 다들 무의식적으로 턱을 당기고 있는 모습이다. 신경이 쓰이는 몇 가지 자세를 예로 들어보겠다.

1 목에 파고들 정도로 턱을 세게 당기고 졸고 있는 사람
2 턱을 바싹 당기고 책을 읽고 있는 사람
3 아래쪽을 향할 때마다 턱을 당기는 사람
4 끄덕일 때마다 턱을 당기는 사람

대부분의 사람은 여기에서 예로 든 버릇을 하나쯤은 가지고 있을 것이다. 이처럼 턱을 당기는 습관은 우리 생활 속에 뿌리 깊게 박혀 있다고 할 수 있는데, 이것은 체형을 급격히 노화시키는 원인이 된다. 따라서 끄덕일 때나 아래쪽을 향할 때는 턱을 당기지 않도록 주의하도록 하자.

몸 상태를 확인할 수 있는 O링 테스트

**우리 몸은 민감한 센서 기능이 있기 때문에
자신에게 좋다고 느끼는 물건을 만지면
근육의 수축 상태가 지속된다.**

O링 테스트의 원리는 '생체는 민감한 센서 기능을 가지고 있어서 손에 쥔 물건이 생체에 마이너스 영향을 미치고 있다고 느끼면 근긴장(筋緊張: 근육이 일종의 수축 상태를 지속하는 일)이 저하되고, 반대로 유익한 물건을 쥐면 근긴장이 적절하게 발휘된다'는 것이다.

O링 테스트는 두 사람이 한 조가 되어 실시한다. 다음 페이지에 나오는 설명에 따라 몸의 특정 부분에 한쪽 손을 댄다. 예를 들어 위에 왼손을 대고 O링 테스트를 해서 오른손에 힘이 들어가지 않으면 위의 상태가 나쁘다고 해석할 수 있다. 반대로 힘이 들어가면 위가 건강하다는 의미다.

O링 테스트를 통해서 음식이나, 옷 등 주변에 있는 모든 것을 대상으로 그것이 자신에게 플러스인지 마이너스인지를 체크할 수 있다. 미국이나 일본의 병원에서는 약이 본인에게 맞는지 어떤지를 이 테스트로 알아보는 곳도 있다고 한다.

O링 테스트는 익숙해지면 상당히 편리한 검사이다. 단, 근긴장을 알아보는 것이기 때문에 아무래도 '의지'가 관여하게 된다. 따라서 절대적인 판단 기준은 될 수 없다. 어디까지나 보조적인 기능으로 이용하도록 하자.

O링 테스트 방법

O링

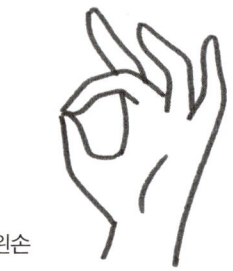

왼손

1. A는 왼손의 엄지손가락 끝과 가운데손가락 끝을 붙여 링을 만든다.

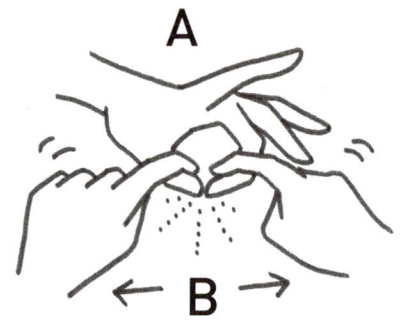

2. B는 양손의 집게손가락을 A가 만든 손가락 링 속에 넣는다(B의 손가락 힘이 약한 경우는 B도 손가락 링을 만든다).

3. B는 양손의 집게손가락으로 A의 손가락 링이 벌어지도록 좌우로 잡아당긴다.

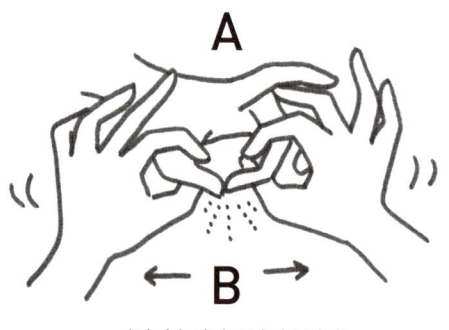

(엄지손가락＋집게손가락)

4. A는 손가락에 힘을 주고 벌어지지 않도록 한다. 이것으로 A의 손가락 힘을 알 수 있다.

* 손가락 힘이 약한 사람은 엄지손가락과 집게손가락으로 O링을 만든다.

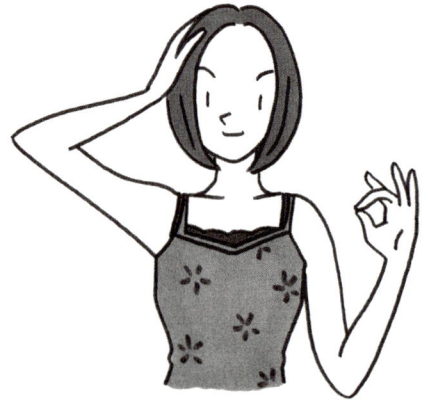

1. 머리가 피곤한지 어떤지를 체크할 경우 우선 A는 오른손을 오른쪽 머리에 대고 왼손의 엄지손가락 끝과 가운데손가락 끝을 꽉 붙인다. 그 다음은 위와 마찬가지다.

2. 이번에는 왼쪽 머리에 대고 테스트한다.

3. 오른쪽 머리를 만졌을 때 손가락 힘이 세진다면 오른쪽 뇌는 건강하다고 할 수 있다.

4. 왼쪽 머리를 만졌을 때 손가락에 힘이 들어가지 않는 경우는 왼쪽 뇌가 지쳐있는 것이다.

PART 3
스트레칭 효과를 높이는 간단 운동

스트레칭은 비뚤어진 골격을 교정하기 위해 하는 것이다. 하지만 힘들게 정상적인 골격을 찾았다고 해도 그것을 지탱하는 근육의 힘이 약하면 골격은 다시 비뚤어진다. 즉 교정한 골격을 정상적으로 유지하기 위해서는 근육을 단련하지 않으면 안 된다. 또한 적절한 운동은 뇌의 혈류량을 늘리고 세포의 기능을 활성화시키므로, 갖가지 질병과 사고를 예방할 수 있다. 그렇다고 일부러 헬스장에 가거나 힘든 운동을 할 필요는 없다. 이 장에서는 일상적인 동작을 변형한 운동 몇 가지를 알아보도록 하겠다.

스트레칭으로 풀고 운동으로 지킨다

**일상생활의 동작을 조금 변형시켜
운동으로 연결시킬 수 있다면
그것이 생활습관이 되어 건강을 유지할 수 있다.**

스트레칭은 비뚤어진 골격을 교정하기 위해 하는 것이다. 하지만 힘들게 정상적인 골격을 되찾았다고 해도 그것을 지탱하는 근육의 힘이 약하면, 골격은 다시 비뚤어진다. 다시 말해 교정한 골격을 정상적으로 유지하기 위해서는 근육을 단련하지 않으면 안 된다. 다른 모든 신체기관과 마찬가지로, 근육 역시 사용하지 않으면 점점 약해지기 때문이다.

또 한 가지 중요한 점은 뇌신경의 강화이다. 근육에는 각각을 담당하는 신경이 있는데 이 신경들은 모두 뇌세포에서 출발한다. 즉 근육을 움직이는 신경의 근원은 뇌에 있다는 뜻이다. 어느 부분의 근육이 약해지면 그곳의 신경이 제 기능을 못하게 되어 연결되어 있는 뇌신경에도 악영향을 미친다. 반대로 근육을 움직이면 신경의 기능도 좋아져 뇌신경에 자극을 주게 된다. 나이를 먹을수록 그렇지 않아도 근력이 떨어지므로 운동으로 근력을 키워야만 스트레칭 효과를 높일 수 있다.

운동은 '손쉽게'가 핵심

막상 운동을 하려고 해도 지금까지 운동하는 습관이 없던 사람에게는 상당히 번거로운 일이 아닐 수 없을 것이다. 이런 사람이 운동을 습관화하기 위해서는 우선 동기부여(필요성을 느껴야 한다)가 필요하고, 다음으로 손쉽게 할 수 있을 것, 간단할 것, 의의를 느낄 것, 그리고 돈이 들지 않는 것이라는 요소들을 만족시켜야 한다.

아무리 훌륭한 운동이라도 필요성을 느끼지 않으면 누가 할 것인가? 따라서 운동이 자신에게 얼마나 필요하고 절실한지를 느끼는 것이 가장 중요하다고 할 수 있다(이 책을 읽는 독자들은 이미 필요성을 느끼고 있다고 생각하지만). 단, 필요성을 통감해도 준비가 복잡하거나 돈이 든다면 계속해나가기 어렵다. 그러므로 일상적인 동작에 운동을 끼워 넣는 것부터 시작해보는 것은 어떨까? 예를 들어 걸을 때 평소보다 보폭을 크게 하면 이것만으로도 운동이 된다. 보폭을 크게 해서 걷는 것에 익숙해지면 이번에는 조금 빠른 걸음으로 걸어보자. 그러면 운동 효과는 크게 올라간다. 이처럼 일상생활의 동작을 조금 변형시켜 운동으로 연결시킬 수 있다면, 그것이 생활습관이 되어 건강을 유지하는 비법이 될 수 있다.

운동에도 적당량이 있다

**하루 30분의 적절한 운동은 뇌의 혈류량을 늘이고
세포의 기능을 활성화시킬 뿐만 아니라
사고를 예방하는 데도 도움이 된다.**

쥐를 이용한 어느 실험 이야기이다. 쥐를 몇 그룹으로 나눠서 트레드밀(너비가 넓은 벨트로 된 바닥을 모터로 회전시키고, 그 위를 회전 방향과 반대 방향으로 걷거나 뛰는 장치) 위를 일정한 시간 동안 반복적으로 뛰게 한 다음, 어느 그룹의 수명이 가장 긴지를 조사했다. 처음에는 운동량이 많은 그룹의 수명이 가장 길 것이라고 생각했으나, 실제로는 적절히 운동시킨 그룹의 수명이 가장 길었다. 그리고 운동을 시키지 않은 그룹의 쥐는 실험 도중에 죽어버렸다.

이것과 비슷한 데이터가 있다. 어느 대학에서 각 학부 졸업생들의 수명을 조사했더니, 운동을 전문적으로 하는 체육학부 학생은 적당한 운동을 했던 문학부 학생에 비해 약 5년 정도 수명이 짧았다. 이 데이터를 통해 운동을 하지 않거나 지나치게 하는 사람에 비해 적절한 운동을 하는 쪽이 수명이 길다는 것을 알 수 있다.

운동을 하면 뇌세포가 건강해진다

또 다른 실험에서는 어느 정도의 운동이 학습능력에 가장 좋은 영향을 미치는지를 조사했다. 마찬가지로 쥐를 몇 그룹으로 나눠서 일정한 시간을 정해 뛰게 한 다음, 위험이 닥쳤을 때 얼마나 재빨리 대처하고 이를 다른 위험에 적용하는지 살펴보았다. 실험 결과, 운동을 너무 많이 시킨 그룹이나 전혀 시키지 않은 그룹보다 적절하게 운동한 그룹이 학습능력이 높다는 것을 알게 되었다.

인간도 마찬가지로 적절한 운동은 뇌를 활성화시킨다. 여기서 말한 '적절한 운동'이란 시간적으로 하루 30분 동안의 운동이다. 이 30분을 10분씩 3회로 나눠도 몸에 가해지는 부담은 똑같으므로, 오랫동안 운동하는 것이 고통스러운 사람도 손쉽게 할 수 있다. 적절한 운동은 뇌의 혈류량을 늘이고 세포의 기능을 활성화시킬 뿐만 아니라, 평형감각과 반사능력 등의 운동기능을 유지시키므로 사고 등을 예방하는 데도 도움이 된다. 또한 나이가 들수록 움직이기 힘들어지는 원인 중 하나인 골다공증도 예방할 수 있다. 적절한 운동을 시작하는 나이가 젊으면 젊을수록 효과는 더 커지므로 조금이라도 빨리 시작하도록 하자.

집에서 할 수 있는 생활 속 운동

운동이라고 하면 무슨 기구를 사용하거나 헬스클럽에 가지 않으면 안 될 것 같은 생각이 들지만, 그렇게 돈을 들이지 않아도 손쉽게 할 수 있는 방법이 있다. 물론 여기서 키 포인트는 '손쉽게'라는 점이다. 일상에서 간단히 할 수 있는 운동 몇 가지를 소개하겠다.

1 **창문 닦기 운동** | 집에 있는 큰 창문을 밑에서 위에까지 닦는 것만으로도, 다리를 굽혔다 폈다 하는 운동부터 전신을 쭉 뻗는 운동까지 가능하다. 이 운동을 할 때의 포인트는 항상 사용하는 손만을 사용하지 말고 반대쪽 손도 사용할 것과 창문의 아래쪽을 닦을 때는 허리를 굽히지 말고 무릎을 굽혀 닦는 것

이다. 이 두 가지 포인트를 지키면 다리와 허리에 균형이 잡히고 상반신 운동이 가능하게 된다.

② **허리 반쯤 숙이기 운동** | 허리를 반쯤 숙인다고 해도 허리를 굽히는 자세는 아니다. 이 경우는 어깨넓이보다 조금 넓게 두 다리를 벌리고 서서 엉덩이를 뒤로 내밀지 않도록 주의하며 무릎을 굽히는 자세를 말한다. 이 자세로 부엌에서 요리를 하거나 설거지를 해보자. 이렇게 서있는 것만으로 약해지기 쉬운 다리 근육을 단련할 수 있다. 무릎을 굽히는 정도를 크게 할수록 힘은 더 들지만 운동의 효과도 커지므로, 자신의 몸 상태에 따라 조정할 수 있다.

넘어지면 일어나기 어렵다?

나이가 들면 젊은 사람들보다 쉽게 넘어져서 다치게 된다. 이때 골절이라도 당하면 좀처럼 낫질 않아 계속 누워있게 되고, 머리 부분을 부딪치면 뇌출혈파열이나 경막외출혈 등이 일어날 확률이 높아진다.

하지만 평소에 적당한 운동을 해두면 부주의한 실수로 넘어지는 일을 줄일 수가 있다. 그리고 운동하지 않는 사람과 비교했을 때 위험한 상황에서도 몸이 재빨리 반응하므로, 크게 다치는 일은 피할 수 있다. 이처럼 몸을 움직이는 것은 인생을 좌우할 정도로 중요하다.

PART 4 몸과 마음이 젊어지는 간단 스트레칭

무엇을 하든지 즐거운 마음으로 하는 것이 중요하다. 효과를 높이기 위해서는 설명을 충분히 읽은 다음, 물질의 플러스 에너지를 최대한 이끌어내도록 하자. 무리하지 않고도 효과가 나타나므로 지나치게 몸에 힘을 주지 않도록 하는 것도 중요하다. 사실 이 장에서 소개하는 스트레칭은 팔을 크게 휘두르거나 허리를 비틀기만 하면 되는 간단한 것들이다. 그러나 상황과 목적에 따라 얼마든지 활용할 수 있고 부담 없이 해볼 수 있는 것들만 묶었으므로, 매일매일 잠시 짬을 내어 스트레칭을 시작해보자.

스트레칭을 시작하기 전에

**무리하지 않고도 효과가 나타나므로
지나치게 몸에 힘을 주지 말고
항상 기본호흡법을 염두에 두도록 한다.**

여기에서는 몸의 균형을 회복하여 젊음을 되찾기 위한 스트레칭의 포인트를 소개하고자 한다. 효과를 확실히 높이기 위해서는 설명을 자세히 읽고 머릿속에 넣어 둔 다음, 즐거운 마음으로 하는 것이 중요하다. 짧은 시간 동안 충분히 할 수 있는 스트레칭이므로 부담 없이 해볼 수 있을 것이다.

1. 체형 개선의 기본은 호흡이다. 항상 흉식호흡을 하도록 유의하자. 이 책에서는 혼란을 막기 위해 숨을 들이마셨다가 내쉬는 것까지를 '호흡'으로 표시했다.
2. 노화 체형의 근본적인 원인은 내장하수에 있다. 잘못된 자세는 내장을 아래쪽으로 늘어뜨리므로 항상 자세에 신경을 쓰자.
3. 배를 끌어당기는 습관을 들여 내장을 정상으로 끌어올린다. 엉덩이와 넓적다리를 조이지 않는 거들이나 약하게 조이는 복대는 내장하수를 예방하므로 추천한다.

4 물질의 플러스 에너지를 최대한 이용하면 편하게 체형 개선을 할 수 있다. 마이너스 에너지를 가진 물건을 몸에 지니면 당신의 노력이 헛수고가 될 수 있다.

5 뇌혈관계 질환과 비뚤어진 체형에서 오는 후두골의 변형을 조심해야 한다.

6 이미 혈압강하제를 복용하고 있는 경우에는 의사와 상담한 후에 복용 유무를 결정해야 한다.

7 효과를 높이기 위해서 스트레칭의 설명을 5번 이상 읽는다.

8 무리하지 않고도 충분히 효과가 나타나므로 지나치게 몸에 힘을 주지 않도록 한다.

내 몸은 얼마나 비뚤어졌을까? 1

왼쪽에 있는 내장이 아래로 내려가면 몸의 좌측에 전반적으로 악영향을 끼치게 된다. 반대로 오른쪽에 있는 내장이 내려가면 몸의 우측에 전반적으로 악영향을 끼친다. 자신의 몸이 어느 쪽으로 비뚤어져 있는지 검사해보자.

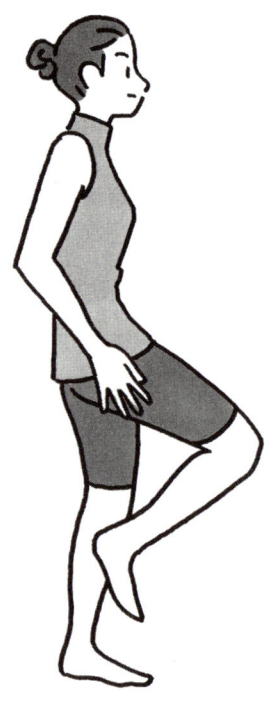

1 고관절에 두 손을 대고 제자리걸음을 한다. 걸을 때 결리는 쪽이 있으면 그쪽 부위의 내장이 아래로 내려가서 비뚤어진 것이다.

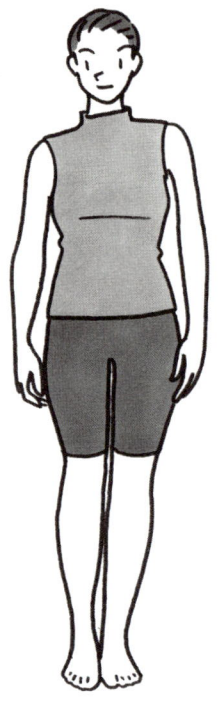

2 어깨와 골반이 오른쪽 또는 왼쪽으로 내려가 있는 경우, 내려간 쪽이 심하게 비뚤어진 것이다.

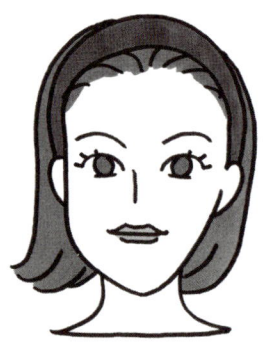

3 오른쪽 볼이 부풀어 있는 경우는 오른쪽이, 왼쪽 볼이 부풀어 있는 경우는 왼쪽이 비뚤어져 있다.

내 몸은 얼마나 비뚤어졌을까? 2

체형이 이중으로 비뚤어진 경우로, 한쪽만 비뚤어진 것보다 더 지속적인 스트레칭이 필요하다. 예를 들어 몸의 앞쪽과 뒤쪽이 각각 다른 방향으로 비뚤어진 경우가 해당된다.

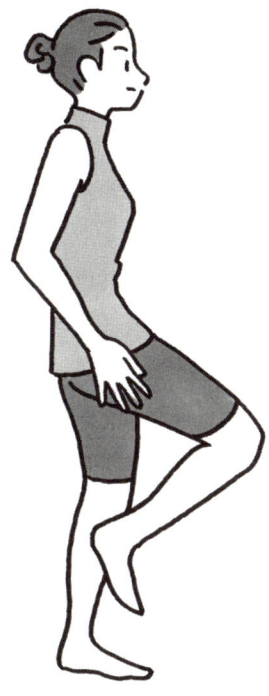

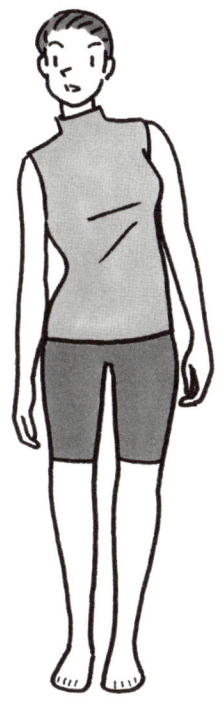

1 고관절에 두 손을 대고 제자리걸음을 한다. 양쪽 고관절이 똑같이 걸리거나 뻐근한 경우는 내장하수가 심해 몸의 좌우가 비뚤어진 것이다.

2 어깨는 오른쪽이 내려가 있는 데도 골반은 왼쪽이 내려가 있는 등 내려간 쪽이 반대인 경우는 몸이 이중으로 비뚤어져 있음을 알 수 있다.

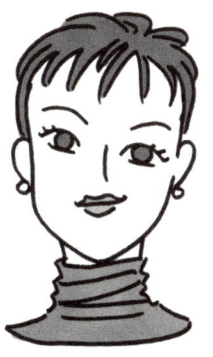

3 눈은 왼쪽으로 내려가 있고 입술은 오른쪽으로 내려가 있는 등 비뚤어진 방향이 각각인 것도 몸이 복잡하게 비뚤어져 있다는 증거이다.

비뚤어진 상체를 교정하는 스트레칭

얼굴에서 골반까지 교정할 수 있는 스트레칭이다. 고관절의 결림이 이전보다 줄어들었다면 성공이다. 비뚤어진 쪽만 해주면 되지만, 이중으로 비뚤어진 경우에는 양쪽 다 스트레칭한다.

1 관절의 움직임이 부드럽지 않은 쪽의 다리, 또는 어깨와 골반이 내려가 있는 쪽의 다리를 위로 하고 옆으로 눕는다. 베개를 베고 아래쪽 손으로 귀 전체를 꼭 쥔 다음 위로 끌어당긴다. 등줄기를 펴고 위쪽 손을 바닥에 대어 몸을 지탱한다. 양쪽 무릎을 뒤로 꺾고 허리를 조금 앞으로 내민다.

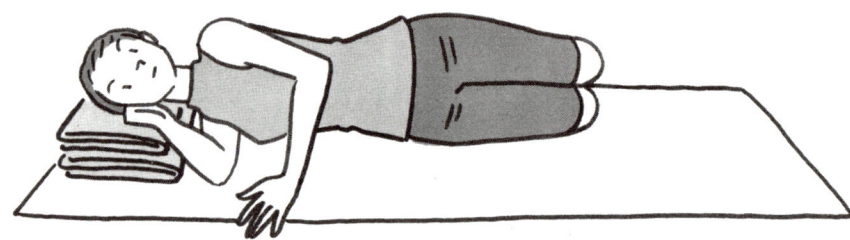

2 숨을 들이마시면서 위쪽의 다리를 굽힌 상태로 높이 올린 다음, 셋까지 센다.

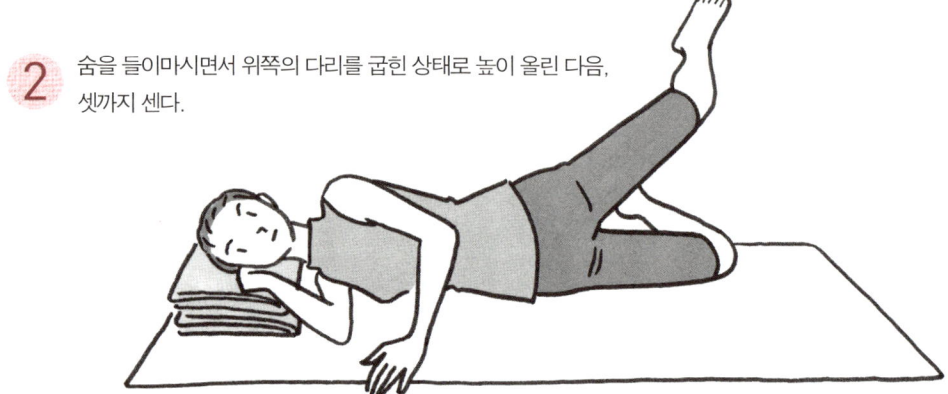

3 숨을 내쉬면서 들어올렸던 다리를 다시 내린다. 그 상태에서 5회 정도 호흡한 뒤, 다시 다리를 올렸다가 내린다. 이 과정을 10회 반복하고, 이중으로 비뚤어진 경우에는 반대쪽을 보고 누워서 마찬가지로 해준다.

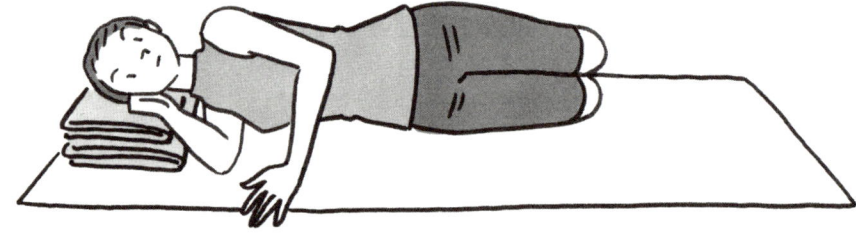

혈압이 높은 사람을 위한 스트레칭

혈압이 높은 사람은 몸의 중심이 왼쪽으로 치우쳐져 있다. 왼쪽 다리가 위를 향하도록 해서 앞 페이지에 소개된 스트레칭을 20~30회 반복한다. 심하게 비뚤어진 체형도 교정되고 몸 전체가 개운해진다.

1 왼쪽 다리가 위를 향하도록 해서 옆으로 눕는다. 베개를 베고 오른손으로 오른쪽 귀 전체를 꼭 쥔 다음, 위로 끌어당긴다. 등줄기를 펴고 오른손을 바닥에 대어 몸을 지탱한다. 양쪽 무릎을 뒤로 꺾고 허리를 조금 앞으로 내민다.

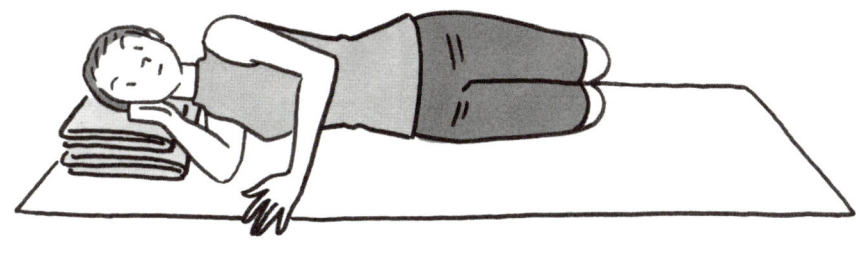

2 숨을 들이마시면서 왼쪽 다리를 굽힌 상태로 높이 올린 다음, 셋까지 센다.

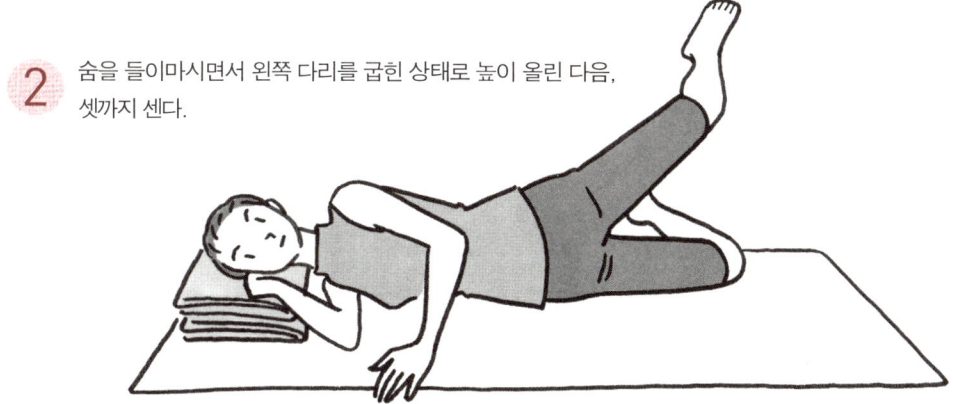

3 숨을 내쉬면서 왼쪽 다리를 다시 내린다. 다섯 번 정도 호흡을 한 다음, 다시 다리를 올렸다가 내리는 과정을 20~30회 반복한다.

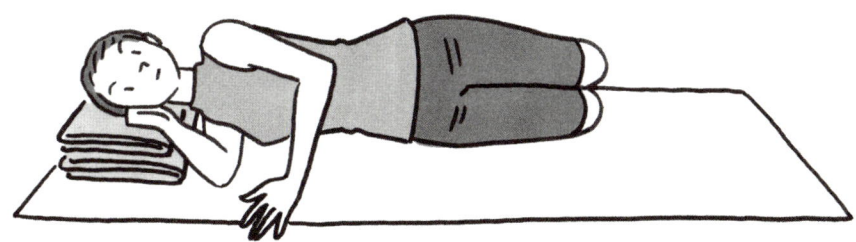

귀를 마사지해서 뇌를 활성화하는 방법

두통이 있거나 머리에 이상을 느꼈을 때는 좌우의 머리에 O링 테스트를 한 다음 손가락에 힘이 들어가지 않는 쪽의 귀를 열이 날 정도로 마사지한다. 다시 O링 테스트를 하면 전보다 손가락에 힘이 들어가는 것을 알 수 있다.

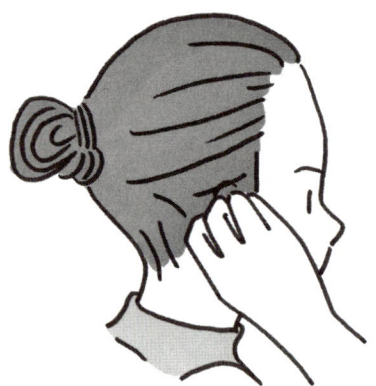

1. 손톱을 짧게 자른 뒤, 귀뿌리를 다섯 손가락 끝으로 세게 잡으면서 주무른다.

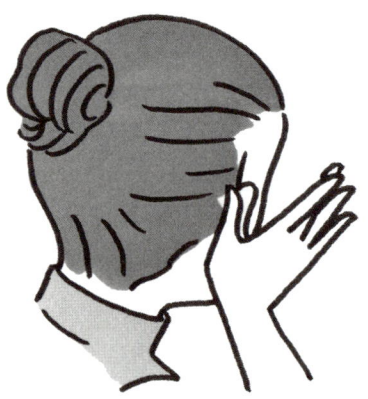

2. 엄지손가락을 뒤쪽의 귀뿌리 전체에 딱 붙인다.

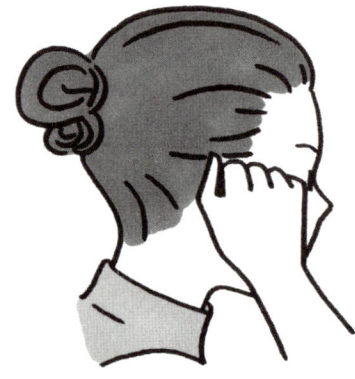

3. 나머지 네 손가락을 가볍게 오므린 상태에서 집게손가락을 귀의 앞쪽 전체에 딱 붙이고 엄지손가락과 함께 귀를 세게 쥔다. 그 다음 위쪽으로 잡아당기거나 비틀어서 귀 전체가 따뜻해질 때까지 주무른다.

목을 부드럽게 풀어주는 스트레칭

목에서 어깨 부분을 부드럽게 풀어주면 경추의 기능이 좋아져 머리로 향하는 혈류량도 증가한다. 이를 통해 머리가 개운해지고, 목의 통증이 사라진다.

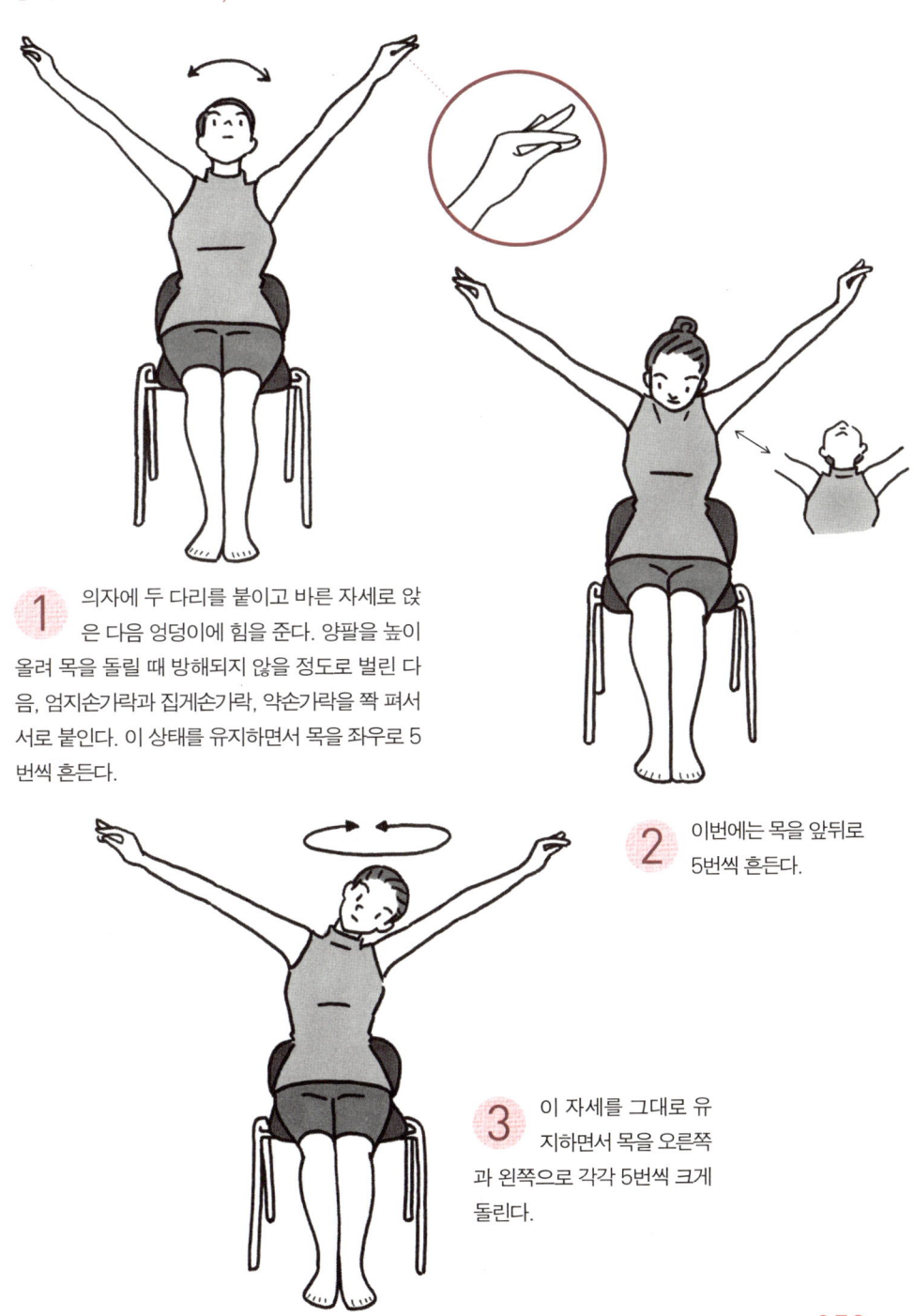

1. 의자에 두 다리를 붙이고 바른 자세로 앉은 다음 엉덩이에 힘을 준다. 양팔을 높이 올려 목을 돌릴 때 방해되지 않을 정도로 벌린 다음, 엄지손가락과 집게손가락, 약손가락을 쫙 펴서 서로 붙인다. 이 상태를 유지하면서 목을 좌우로 5번씩 흔든다.

2. 이번에는 목을 앞뒤로 5번씩 흔든다.

3. 이 자세를 그대로 유지하면서 목을 오른쪽과 왼쪽으로 각각 5번씩 크게 돌린다.

턱 근육을 강화하는 스트레칭

턱에서 목까지의 라인이 아름다워진다. 경추의 뒤틀림이 개선되므로 자세도 바로잡을 수 있다.

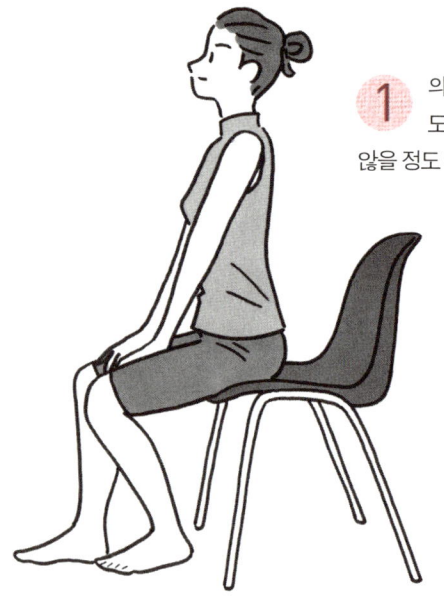

1 의자에 바른 자세로 앉은 다음, 한쪽 다리는 바닥과 직각이 되도록 둔다. 나머지 한쪽 다리는 발뒤꿈치가 바닥에서 떨어지지 않을 정도 내에서 최대한 몸 쪽으로 당긴다.

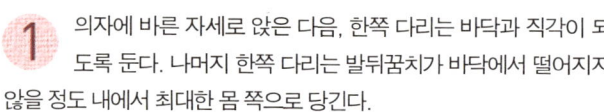

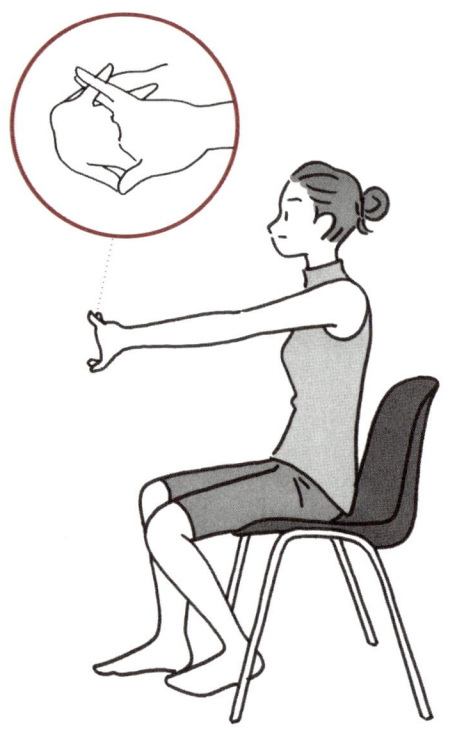

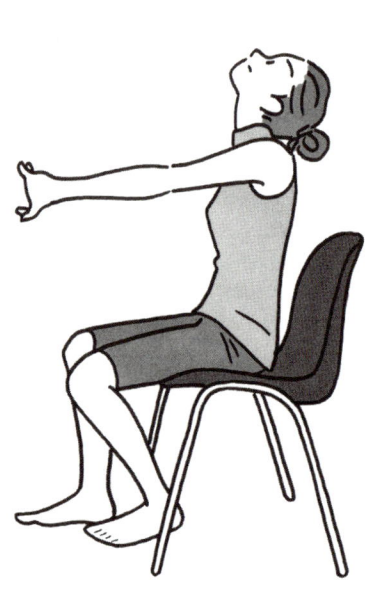

2 두 손을 깍지 끼고 손바닥을 바깥쪽으로 향하게 한 다음 팔을 쭉 편다.

3 여덟까지 세는 동안 숨을 들이쉬면서, 턱과 목을 뻗어 천정을 올려다본다(이때 시선은 뒤쪽을 향하게 한다). 배를 내밀고 있지는 않은지 주의하면서, ①에서 ③까지 5~10회 반복한다.

턱을 당기는 습관을 없애는 스트레칭

턱 길이가 짧은 사람은 끄덕일 때나 아래를 향할 때도 턱을 당기는 습관이 있다. 이 습관을 없애는 스트레칭이다.

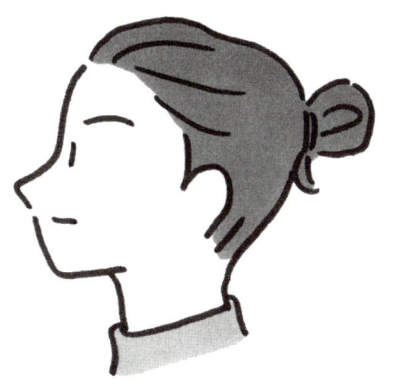

① 고개를 똑바로 들고, 거울을 보면서 입술의 양끝과 목 뒷쪽 중앙의 옴폭 들어간 부분이 수평 상태가 되도록 턱을 약간 들어올린다.

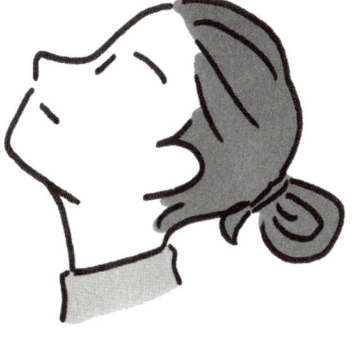

② 턱을 완전히 들어서 천정을 올려다본다.

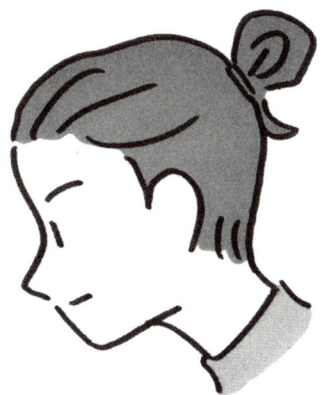

③ 턱과 목의 각도를 90도로 유지해서 턱을 당기지 않도록 주의하며 아래쪽을 본다. ②번과 ③을 5~10회 반복한다.

오십견을 예방하는 스트레칭 1

오십견의 주원인은 노화와 운동 부족이다. 따라서 평상시에 간단한 운동을 꾸준히 해주는 것만으로도 이를 막을 수 있다.

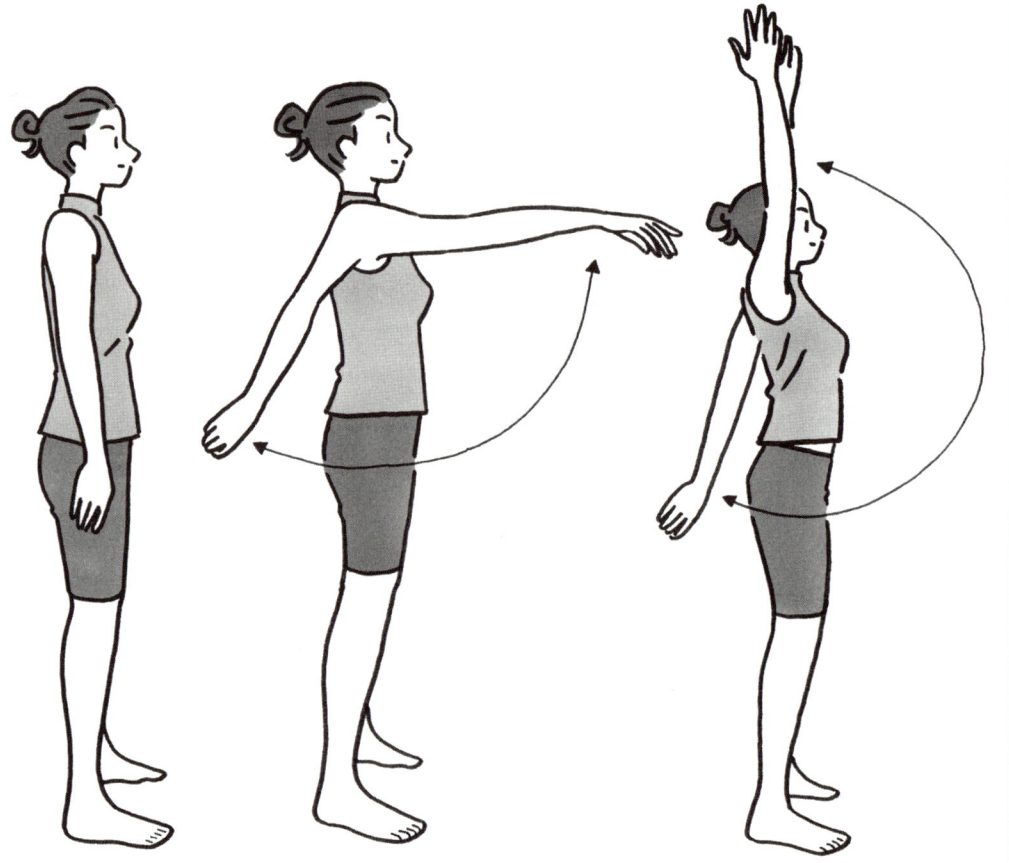

1 두 다리를 어깨넓이만큼 벌리고 선 다음, 팔의 힘을 빼고 아래로 늘어뜨린다. 무릎의 긴장을 풀고 턱을 조금 들어 입술의 양끝과 목 뒷쪽 중앙의 옴폭 들어간 부분이 수평 상태가 되도록 한다.

2 두 팔을 앞뒤로 나란히 가볍게 흔들어, 뭉친 어깨 관절을 풀어준다. 20~30회 반복하면서 팔을 흔든다.

3 어깨가 부드럽게 풀어졌다면 이번에는 두 팔을 번쩍 치켜들어 어깨를 크게 움직인다. 역시 20~30회 반복한다.

오십견을 예방하는 스트레칭 2

오십견은 통증으로 인해 일상생활에도 많은 영향을 끼치는데, 통증이 심하다고 해서 가만히 있으려고만 하지 말고, 지속적으로 몸을 움직이도록 하자.

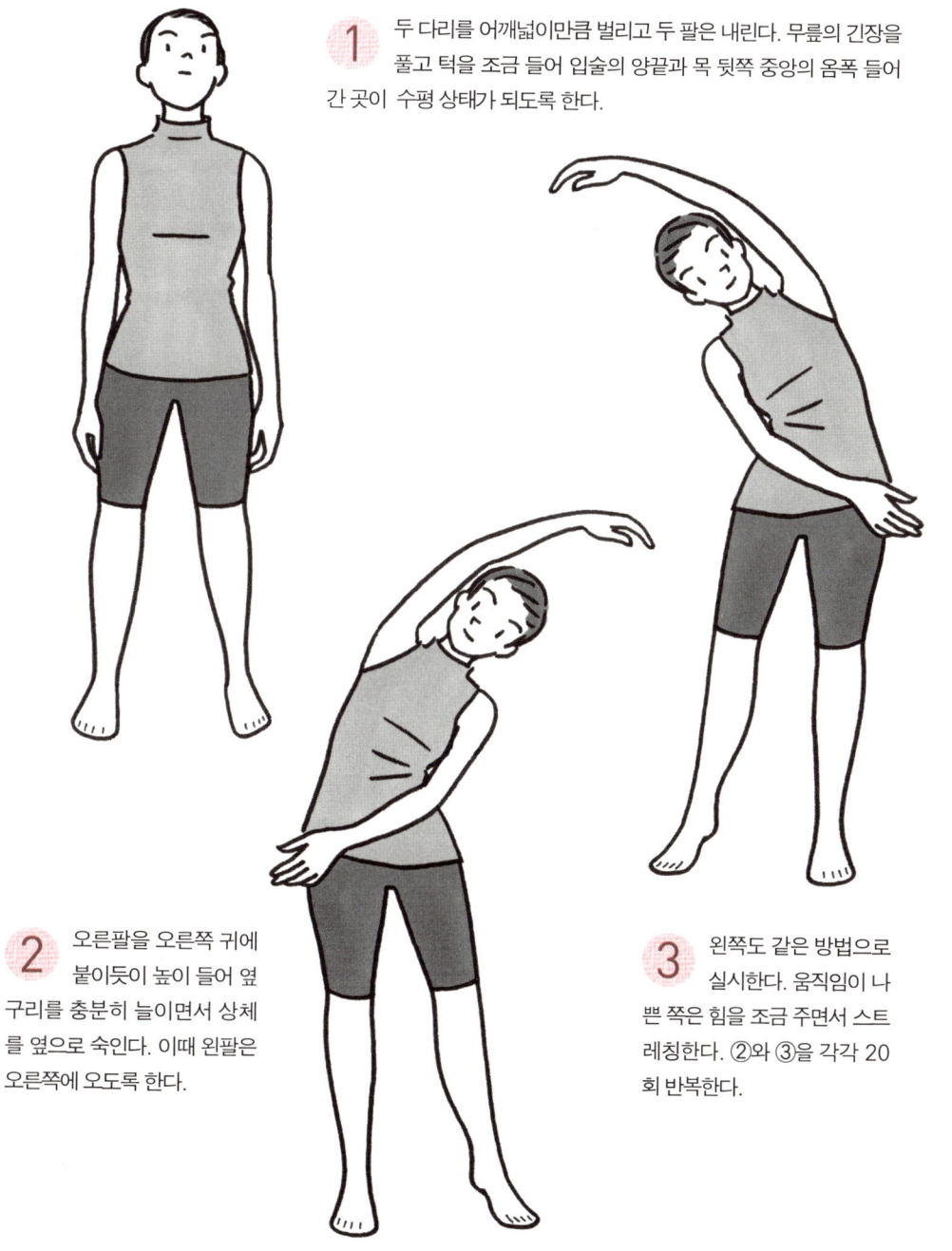

1 두 다리를 어깨넓이만큼 벌리고 두 팔은 내린다. 무릎의 긴장을 풀고 턱을 조금 들어 입술의 양끝과 목 뒷쪽 중앙의 옴폭 들어간 곳이 수평 상태가 되도록 한다.

2 오른팔을 오른쪽 귀에 붙이듯이 높이 들어 옆구리를 충분히 늘이면서 상체를 옆으로 숙인다. 이때 왼팔은 오른쪽에 오도록 한다.

3 왼쪽도 같은 방법으로 실시한다. 움직임이 나쁜 쪽은 힘을 조금 주면서 스트레칭한다. ②와 ③을 각각 20회 반복한다.

오십견을 예방하는 스트레칭 3

때로는 잘못된 자세로 인해 오십견이 생기기도 한다. 몸의 자세를 점검하면서 뭉친 근육의 긴장을 풀어주도록 하자.

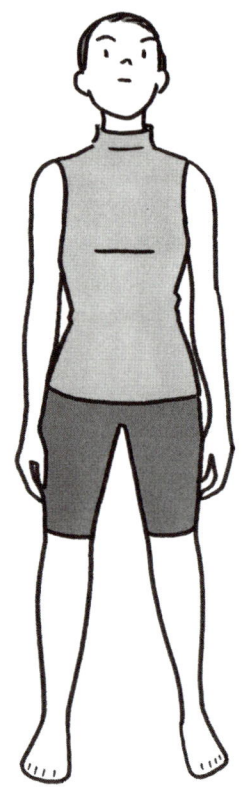

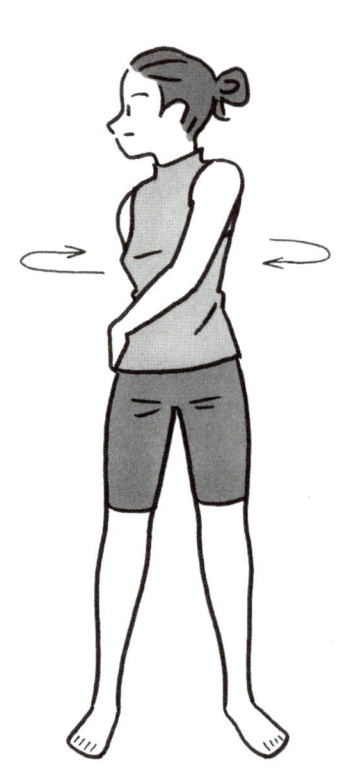

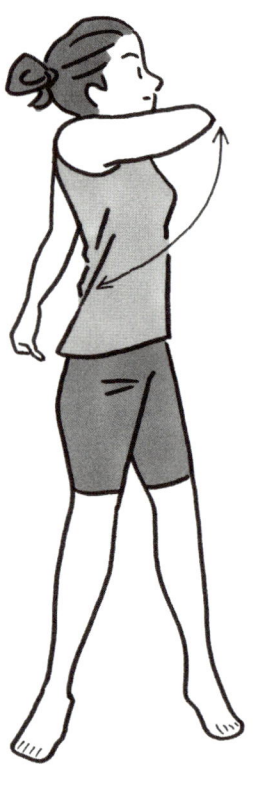

1 두 다리를 어깨넓이만큼 벌리고 두 팔은 내린다. 무릎의 긴장을 풀고 턱을 조금 들어 입술의 양끝과 목 뒷쪽 중앙의 옴폭 들어간 지점이 수평 상태가 되도록 한다.

2 상체를 오른쪽으로 비틀고 두 손을 상체에 맞춰 오른쪽으로 휘두른다. 이번에는 상체를 왼쪽으로 비틀고 두 손을 상체에 맞춰 왼쪽으로 휘두른다.

3 팔의 움직임을 점점 크게 하면서 좌우로 20회 정도 흔든 다음, 이번에는 팔의 움직임을 점점 작게 하면서 20회 정도 흔든다. 비틀기 어려운 쪽은 힘을 조금 세게 주면서 실시한다.

새가슴을 고치는 스트레칭 1

새가슴인 사람은 견갑골 사이가 좁아 척추의 S자 곡선이 비뚤어져 있고 가슴뼈가 앞으로 돌출되어 있다. 그리고 흉곽이 딱딱해져 있기 때문에 움직임이 불편하다. 이 스트레칭은 좁아진 견갑골 사이를 넓히고 튀어나온 가슴뼈를 집어넣어 흉곽을 유연하게 한다.

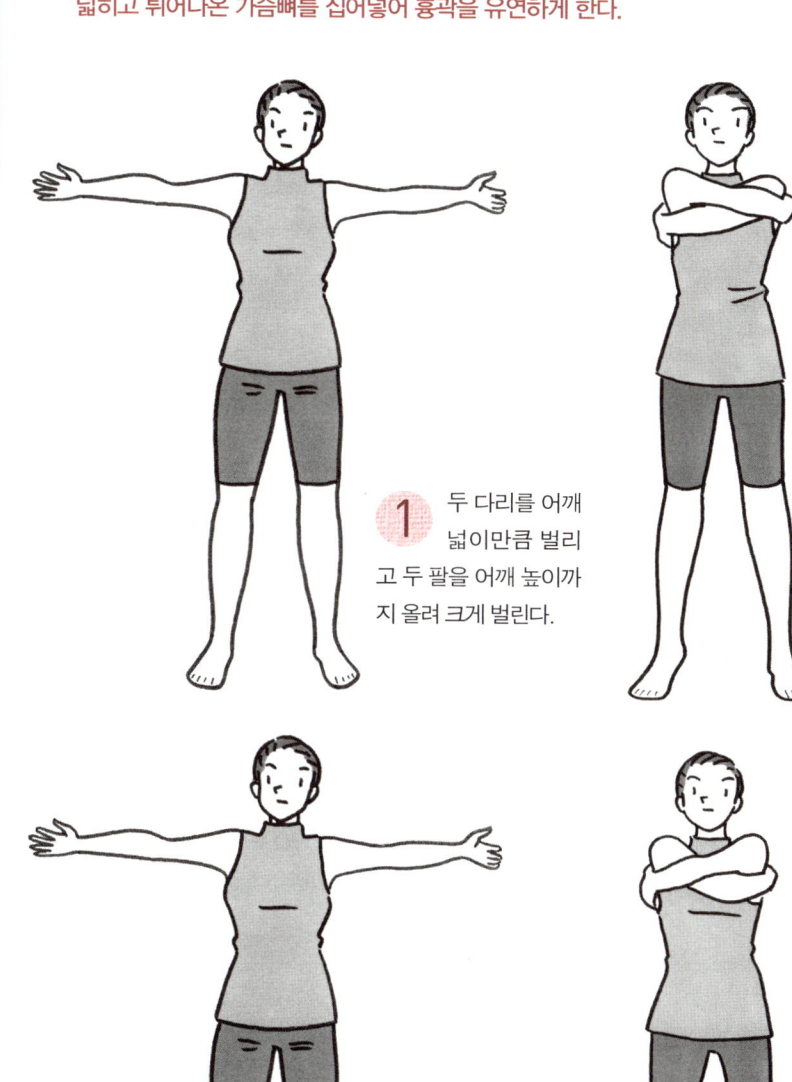

1 두 다리를 어깨 넓이만큼 벌리고 두 팔을 어깨 높이까지 올려 크게 벌린다.

2 오른팔을 아래로 해서 두 팔로 가슴을 끌어안고, 손으로 어깨를 잡아 견갑골 사이를 최대한 크게 벌린다.

3 ①로 되돌아간다.

4 왼팔을 아래로 해서 두 팔로 가슴을 끌어안고 같은 방법으로 반복한다. ②~④를 20~30회 실시한다.

새가슴을 고치는 스트레칭 2

새가슴의 원인은 가슴을 지나치게 내밀어서 견갑골 사이가 좁아지고 상부척추가 앞쪽으로 휘어지기 때문이다. 따라서 흉곽운동을 하면 딱딱해서 움직임이 나빠진 흉곽이 정상적인 모양으로 교정된다.

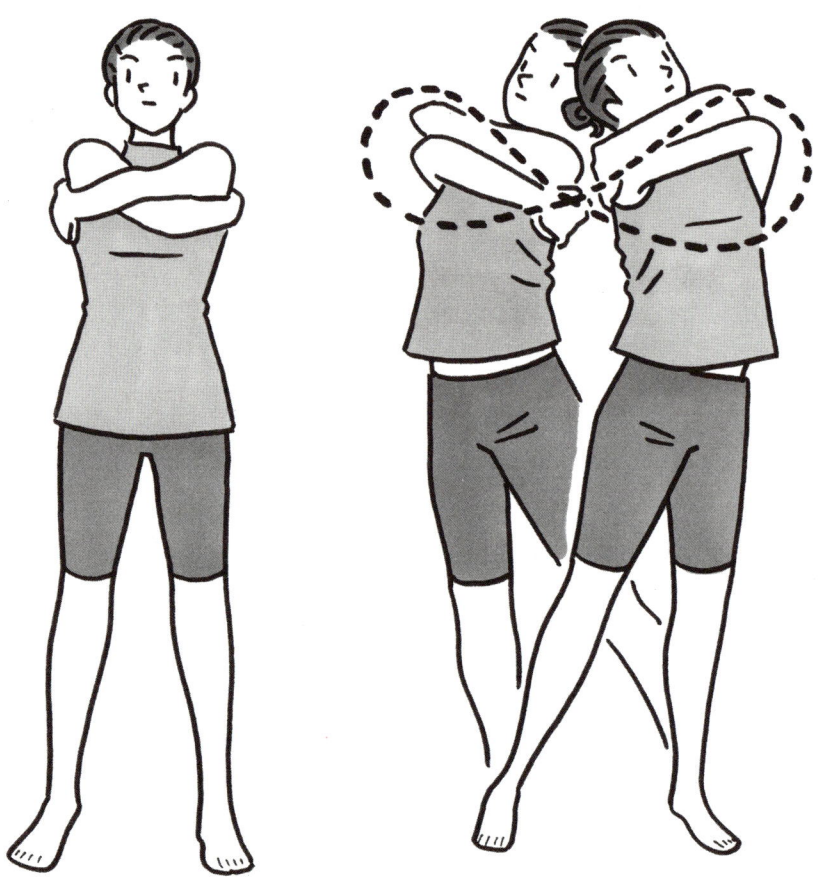

1 두 다리를 어깨넓이만큼 벌리고 오른팔을 아래로 해서 두 팔로 가슴을 끌어안아 견갑골 사이를 최대한 크게 벌린다.

2 몸의 중심을 오른쪽 다리에 실으면서 오른쪽 어깨를 올린 다음, 이번에는 몸의 중심을 왼쪽 다리에 실으면서 왼쪽 어깨를 올린다. 이때 팔꿈치로 8자를 크게 그리도록 한다. 이 동작을 20회 반복한 뒤 이번에는 왼팔을 아래로 해서 ①부터 다시 20회 반복한다.

새우등을 고치는 스트레칭

이 스트레칭은 무리가 없을 정도의 힘을 줘서 척추를 교정하는 방법이다. 몸이 편안해지면서 즐거운 기분이 들 것이다.

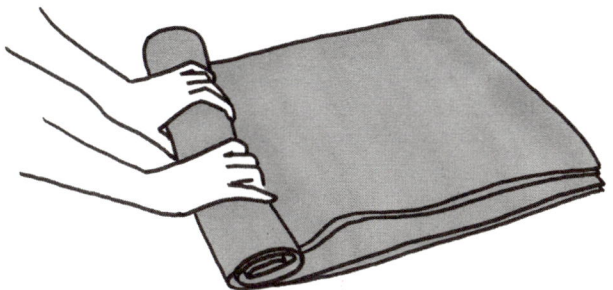

1. 큼직한 목욕 수건을 준비해서 길게 세로로 접은 다음, 끝에서부터 단단히 만다.

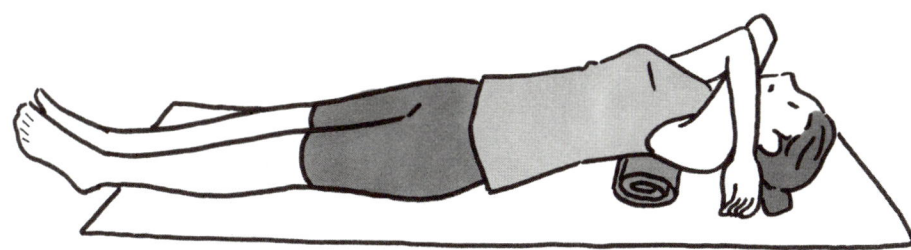

2. 똑바로 누워 어깨 아랫부분에 수건을 끼워 넣는다.

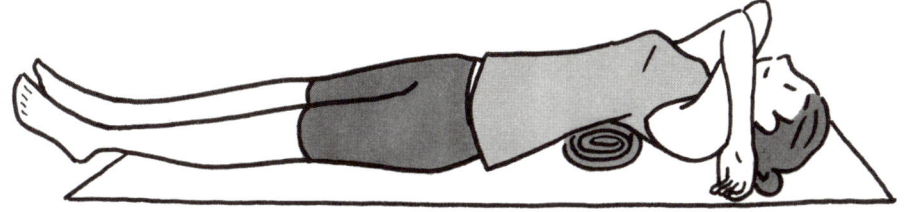

3. 수건을 상하로 조금씩 이동시켜서 척추에 자극을 주도록 한다.

바른 자세로 앉는 방법

골격을 바른 모양으로 유지하기 위해서는 바른 자세로 앉는 습관을 들이도록 하자.

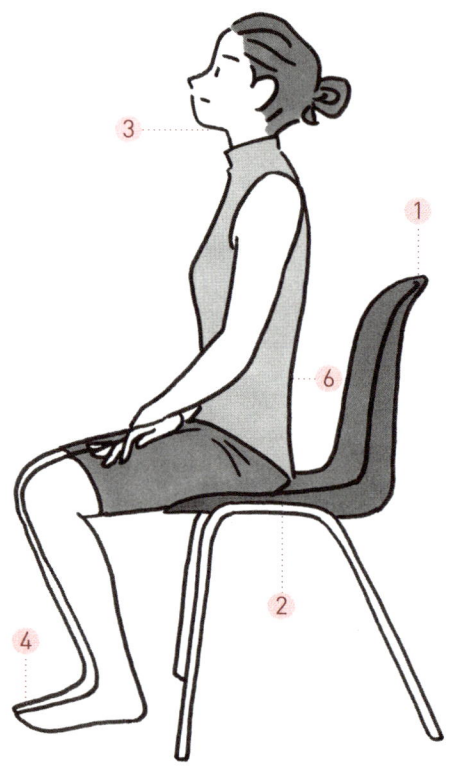

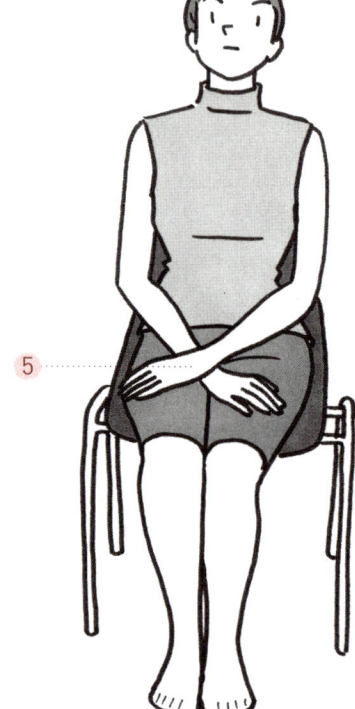

1. 조금 높은 의자에 앉는다.

2. 엉덩이에 힘을 주고 단단히 조인다.

3. 턱을 조금 들어 입술의 양끝과 목 뒷쪽 중앙의 옴폭 들어간 부분이 수평 상태가 되도록 한다.

4. 두 다리를 나란히 하고 가장 좋은 자세가 나오도록 발뒤꿈치를 뒤로 끌어당긴다.

5. 두 손을 X자 모양으로 엇갈리게 해서 손바닥을 무릎에 대고 견갑골 사이를 최대한 벌린다.

6. 허리를 조금 앞으로 내민다.

골격을 바로잡기 위한 호흡

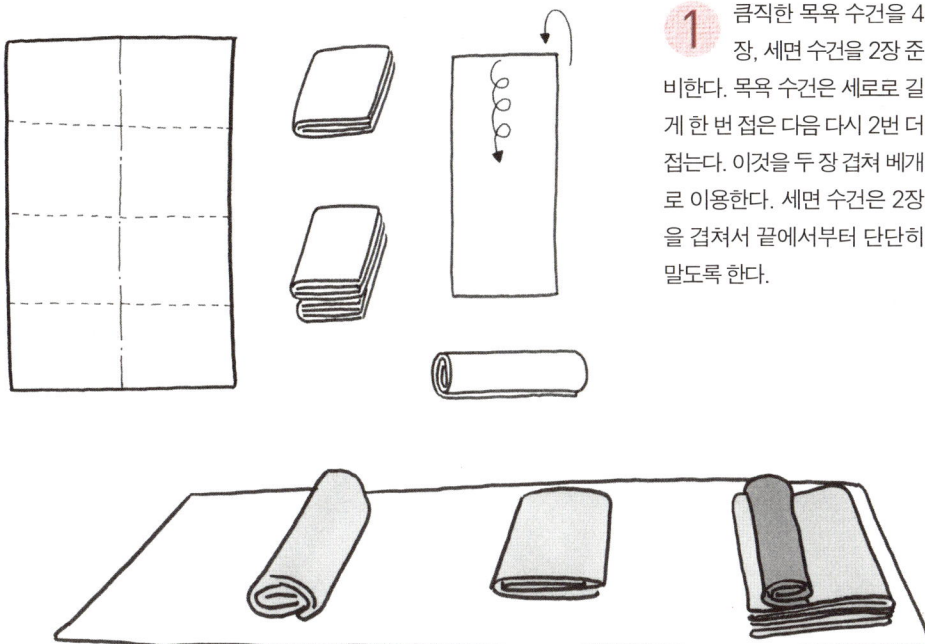

1 큼직한 목욕 수건을 4장, 세면 수건을 2장 준비한다. 목욕 수건은 세로로 길게 한 번 접은 다음 다시 2번 더 접는다. 이것을 두 장 겹쳐 베개로 이용한다. 세면 수건은 2장을 겹쳐서 끝에서부터 단단히 말도록 한다.

2 목욕 수건으로 만든 베개 위에 세면 수건 만 것을 올리고 허리 밑에는 5센티 정도의 두께로 접은 목욕 수건을 댄다. 그리고 무릎 사이가 자꾸 벌어지는 사람은 목욕 수건을 말아 무릎 아래에 끼운다.

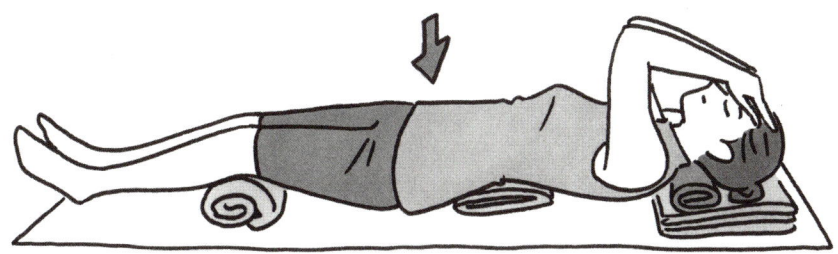

3 똑바로 누워 엉덩이를 조이고 양 무릎을 붙인다. 손가락 끝은 이마에 가볍게 올리고 두 팔꿈치를 붙여 견갑골 사이를 벌린다. 턱을 조금 위로 올려 입술의 양끝과 목 뒷쪽 중앙의 옴폭 들어간 부분이 수직이 되도록 한 다음, 배를 바싹 끌어당긴다. 코로 숨을 내쉰다. 숨을 내쉴 때는 들이마실 때보다 2배의 시간을 들이도록 한다.

아킬레스건을 펴는 스트레칭

아킬레스건을 펴면 자세가 좋아져 후두골이 둥글어지고, 그렇게 되면 뇌세포의 활동이 원활해진다. 스트레칭을 할 때는 무릎을 너무 갑작스레 펴지 않도록 주의한다.

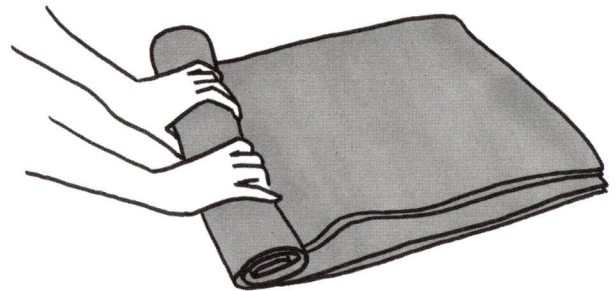

1 목욕 수건을 길게 세로로 접어 끝에서부터 단단히 만다.

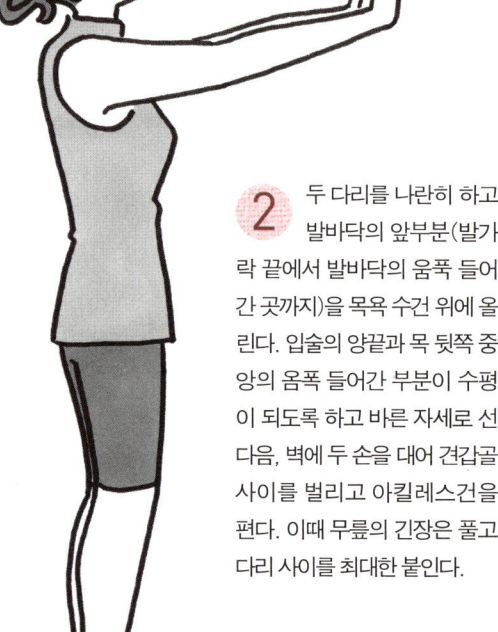

2 두 다리를 나란히 하고 발바닥의 앞부분(발가락 끝에서 발바닥의 움푹 들어간 곳까지)을 목욕 수건 위에 올린다. 입술의 양끝과 목 뒷쪽 중앙의 옴폭 들어간 부분이 수평이 되도록 하고 바른 자세로 선 다음, 벽에 두 손을 대어 견갑골 사이를 벌리고 아킬레스건을 편다. 이때 무릎의 긴장은 풀고 다리 사이를 최대한 붙인다.

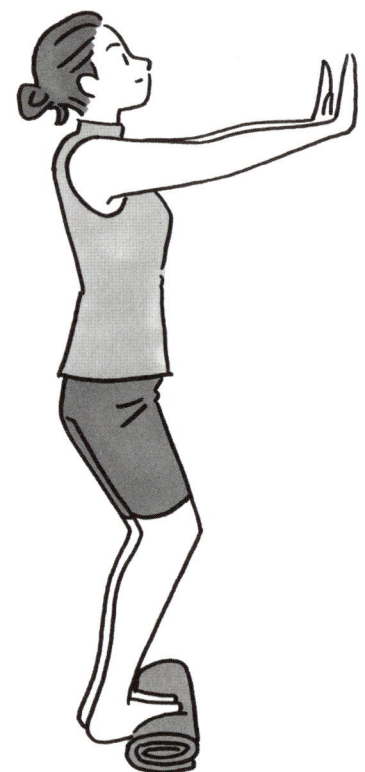

3 상반신의 모양은 그대로 유지하고 무릎을 굽혔다 펴는 운동을 한다. 5~10회 반복한다.

골반을 바로잡는 W자 스트레칭

고관절의 움직임을 부드럽게 하므로 골반이 교정된다.

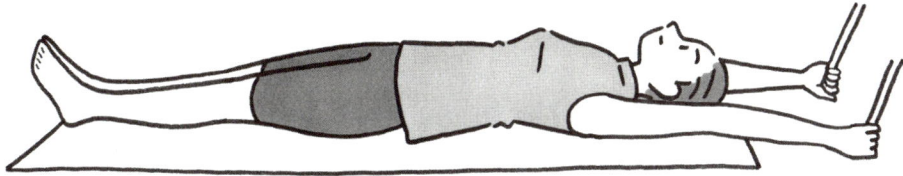

① 똑바로 누워서 두 팔을 뻗어 의자의 다리(다른 것도 상관없다)를 잡는다.

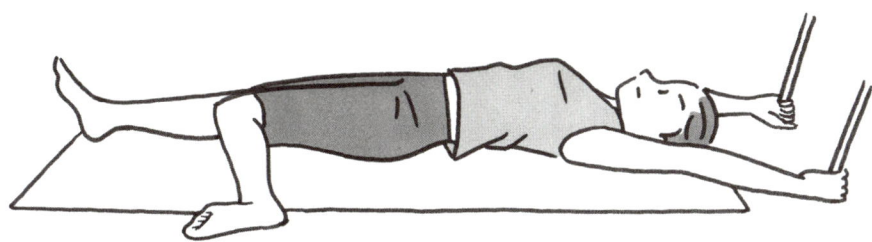

② 양 무릎을 붙인 상태로 한쪽 다리를 바깥쪽으로 뺀다. 이때 무릎은 직각보다 더 크게 꺾는다.

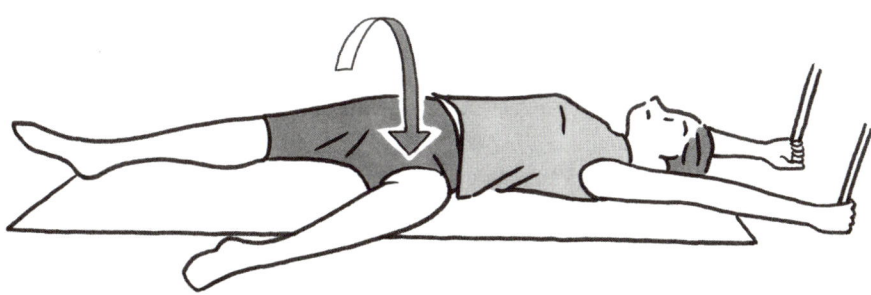

③ 반대쪽 다리의 위치가 바뀌지 않도록 주의하면서 고관절을 펴 무릎을 바닥에 붙인다. ②, ③을 10회 반복한 뒤 반대쪽 다리로도 10회 반복한다.

다리 근육의 균형을 바로잡는 스트레칭

W자 스트레칭을 할 때 꺾은 무릎이 바닥에 닿지 않거나 엉덩이가 들뜨는 경우는 골반이 옆으로 퍼져서 걸을 때 바깥쪽의 다리 근육만을 사용하게 되므로 이 부분이 딱딱해져 있다. 이런 타입은 허리가 빨리 굽는 경향이 있다. 이 스트레칭을 하면 'W자 스트레칭'이 훨씬 쉬워진다.

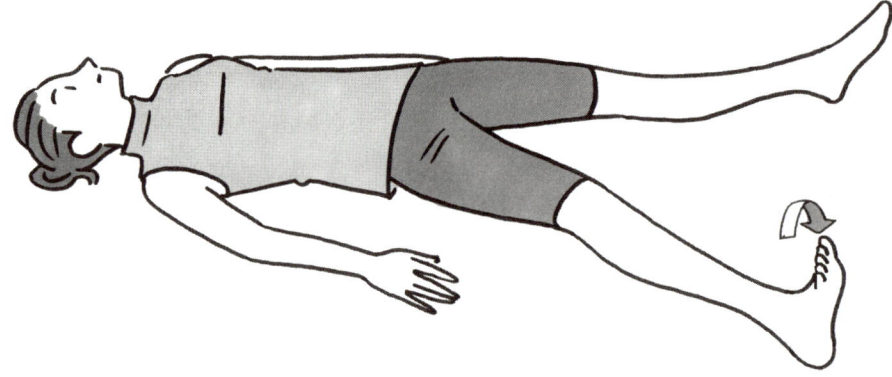

① 큰 대자로 누워 오른쪽 아킬레스건을 쫙 편다. 그리고 발끝은 최대한 안쪽으로 향하게 한다.

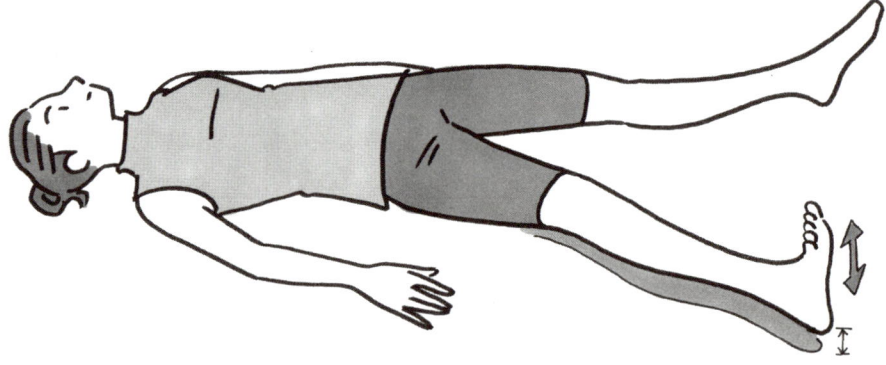

② 이 자세를 유지하면서 발을 5센티 정도 들어올린다. 셋까지 센 다음 다시 제자리에 오도록 한다. 이 동작을 5회 반복한 다음 왼발도 5회 반복한다. 좀 더 딱딱한 쪽의 다리를 더 많이 스트레칭해서 균형을 잡는다.

고관절을 유연하게 하는 스트레칭 1

고관절이란 쉽게 말해 무릎과 다리 사이를 연결하는 엉덩이 관절을 말한다. 고관절이 굳으면 허리와 다리에 통증을 유발할 수 있으므로, 평상시에 미리 스트레칭을 하도록 하자.

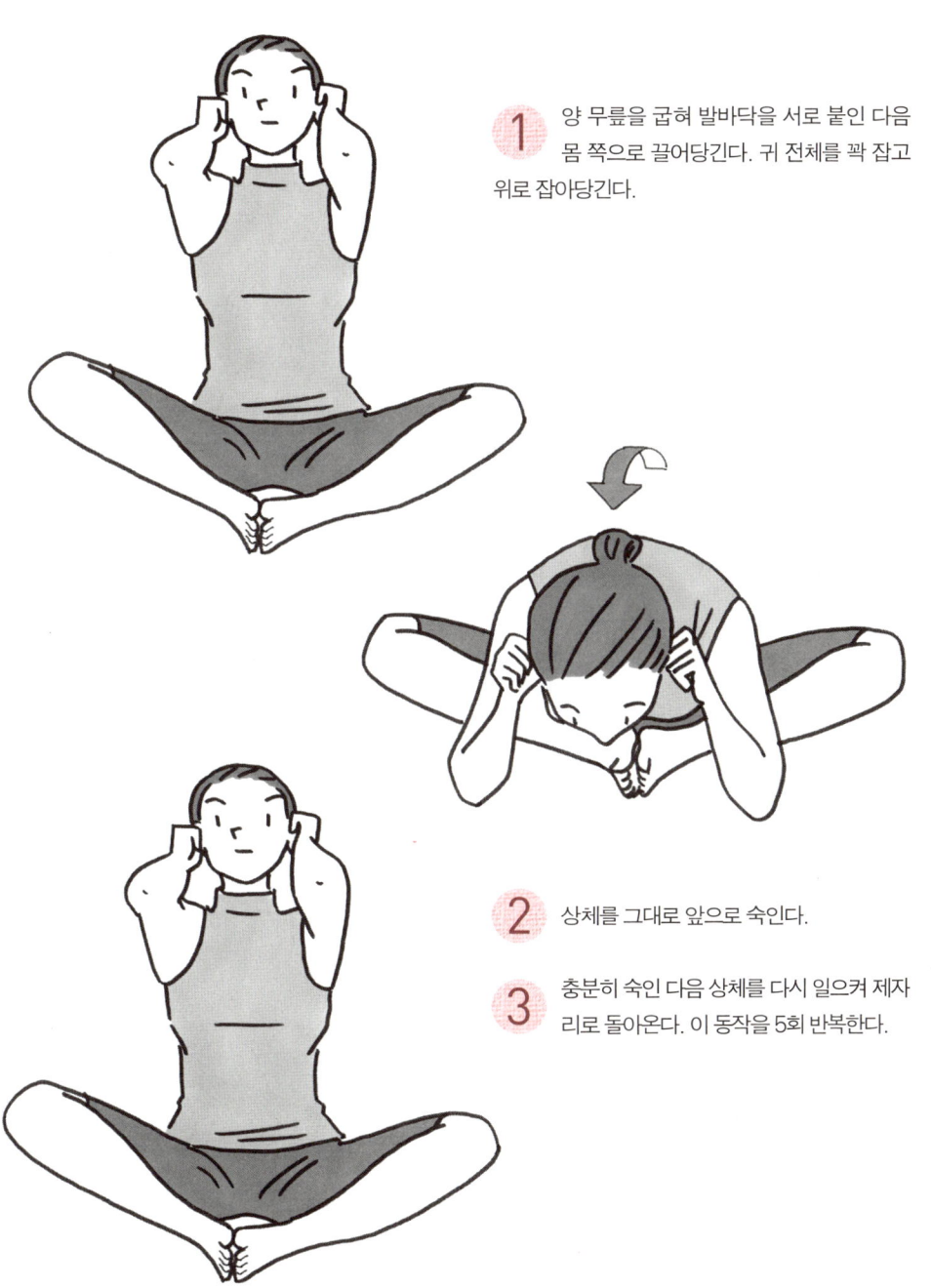

1. 양 무릎을 굽혀 발바닥을 서로 붙인 다음 몸 쪽으로 끌어당긴다. 귀 전체를 꽉 잡고 위로 잡아당긴다.

2. 상체를 그대로 앞으로 숙인다.

3. 충분히 숙인 다음 상체를 다시 일으켜 제자리로 돌아온다. 이 동작을 5회 반복한다.

고관절을 유연하게 하는 스트레칭 2

만약 이 스트레칭을 했을 때 고관절 부위에 날카로운 통증이 있다면, 병을 의심해볼 필요가 있다. 무리하게 운동을 하는 것보다는 병원을 찾는 게 좋다.

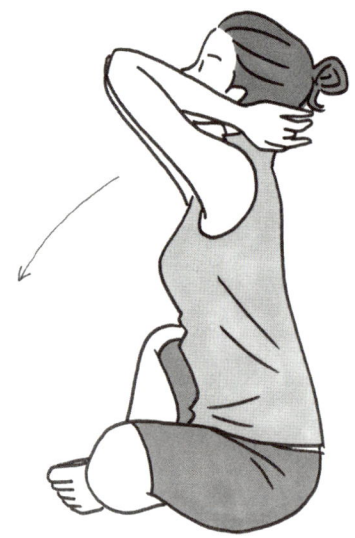

① 양 무릎을 굽혀 발바닥을 서로 붙인 다음 몸 쪽으로 끌어당긴다. 목덜미의 옴폭 들어간 부분을 두 손의 가운뎃손가락으로 누르고 양 팔꿈치를 서로 붙이듯이 해서 견갑골 사이를 벌린다.

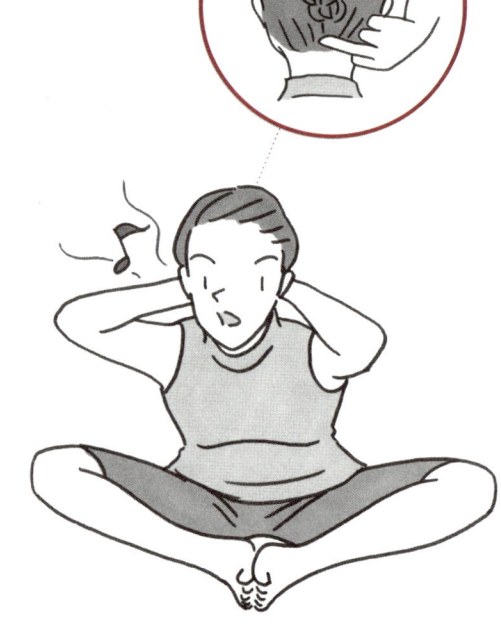

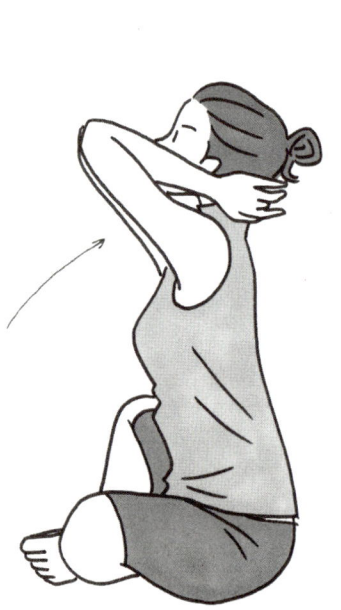

② 배를 단단히 끌어당긴 다음 노래를 부르면서 상체를 앞으로 숙인다.

③ 충분히 숙인 다음 상체를 일으켜 제자리로 돌아온다. 이 동작을 3~5회 반복한다.

엉덩이 걸음 스트레칭

엉덩이가 유연해져 골반이 교정되고 기초 대사량이 늘어나 몸이 젊어진다. 엉덩이에 붙어있는 지방도 쉽게 빠지고 만성 변비에도 효과적이다.

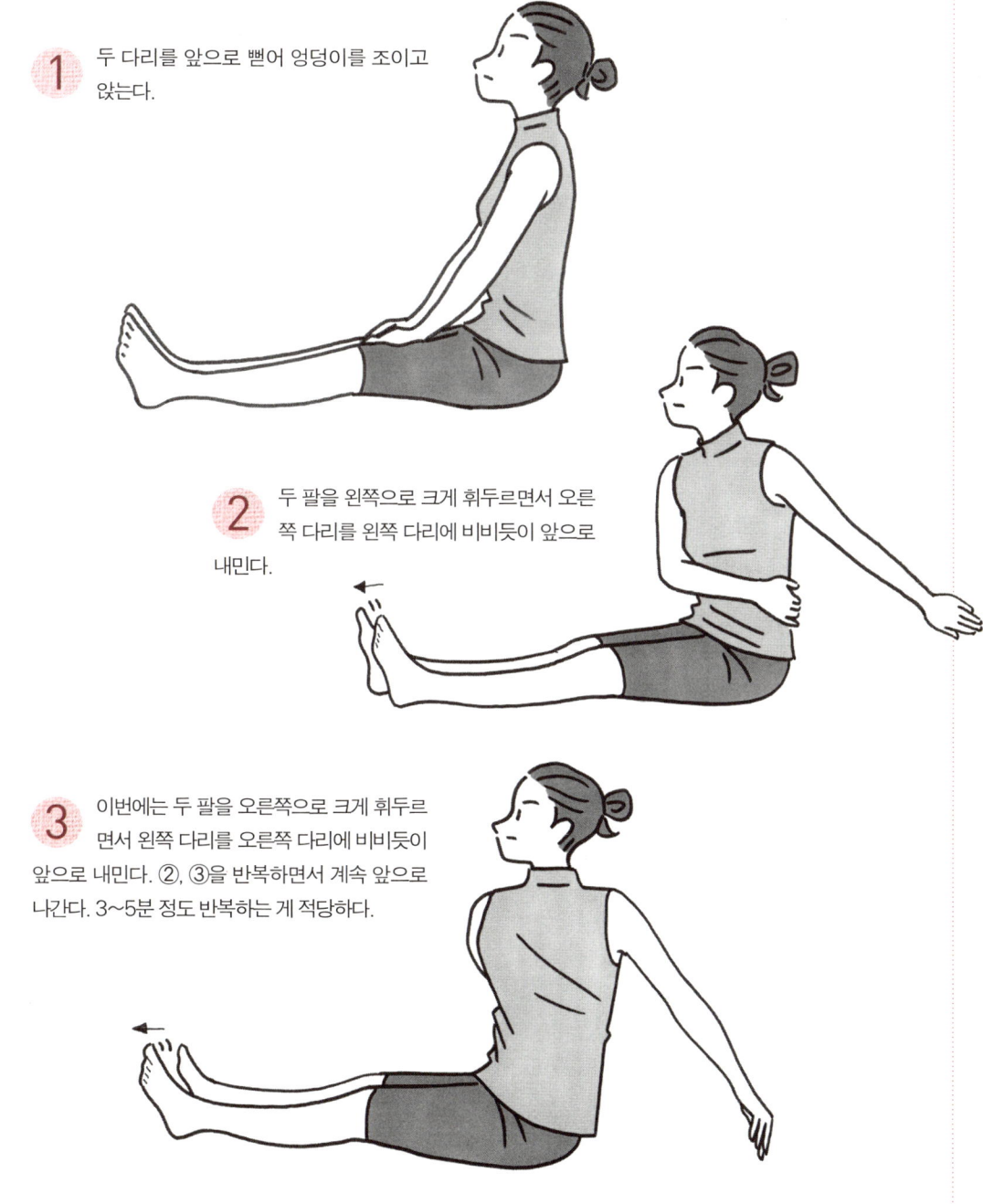

① 두 다리를 앞으로 뻗어 엉덩이를 조이고 앉는다.

② 두 팔을 왼쪽으로 크게 휘두르면서 오른쪽 다리를 왼쪽 다리에 비비듯이 앞으로 내민다.

③ 이번에는 두 팔을 오른쪽으로 크게 휘두르면서 왼쪽 다리를 오른쪽 다리에 비비듯이 앞으로 내민다. ②, ③을 반복하면서 계속 앞으로 나간다. 3~5분 정도 반복하는 게 적당하다.

골반과 고관절을 바로잡는 스트레칭

고관절이 비뚤어지면 걸을 때 대전자(大轉子)가 부드럽게 움직이지 않는다. 이 스트레칭은 이것을 고치는 데 아주 효과적이다. 힘든 쪽을 집중적으로 스트레칭해서 균형을 잡도록 한다.

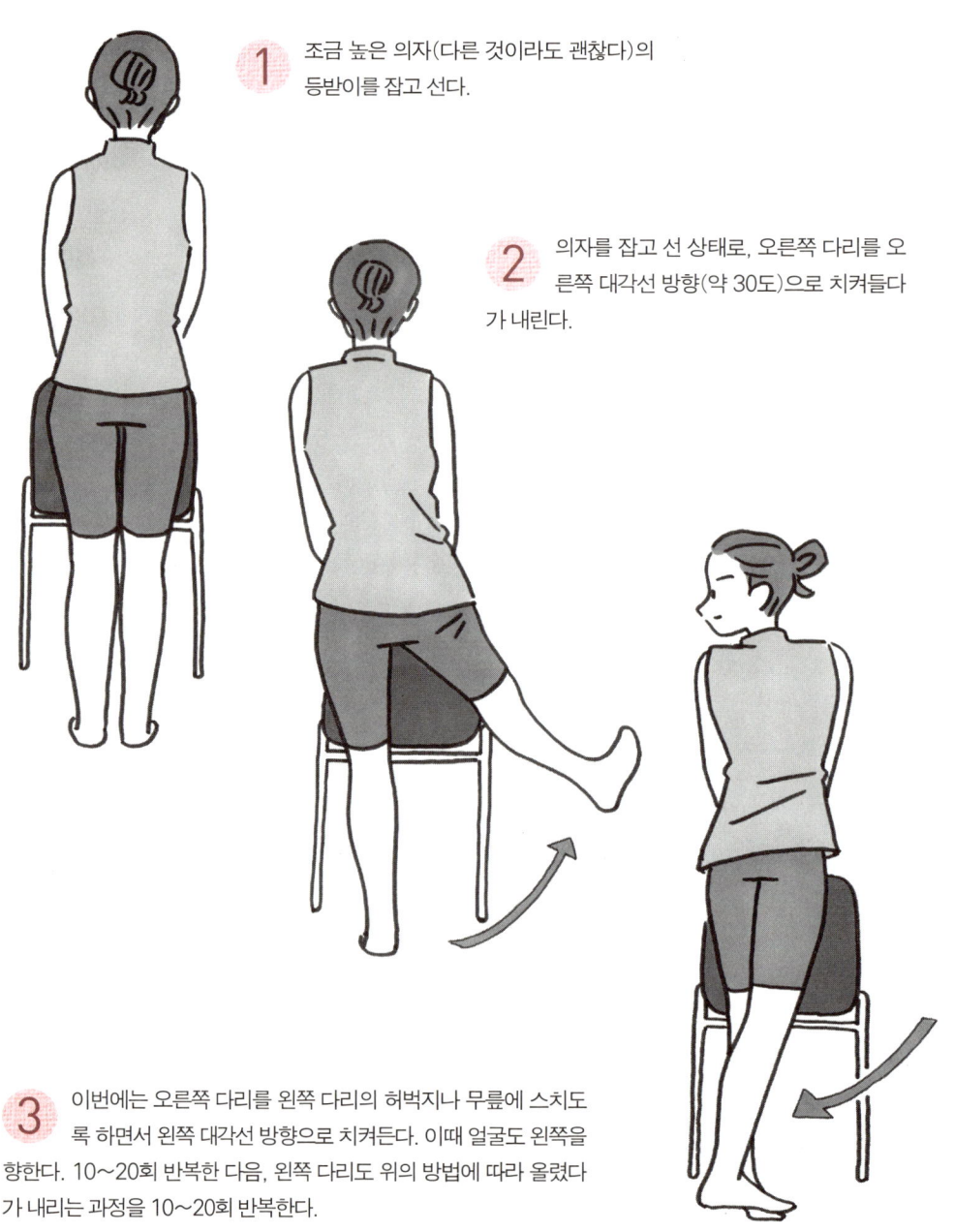

1. 조금 높은 의자(다른 것이라도 괜찮다)의 등받이를 잡고 선다.

2. 의자를 잡고 선 상태로, 오른쪽 다리를 오른쪽 대각선 방향(약 30도)으로 치켜들다가 내린다.

3. 이번에는 오른쪽 다리를 왼쪽 다리의 허벅지나 무릎에 스치도록 하면서 왼쪽 대각선 방향으로 치켜든다. 이때 얼굴도 왼쪽을 향한다. 10~20회 반복한 다음, 왼쪽 다리도 위의 방법에 따라 올렸다가 내리는 과정을 10~20회 반복한다.

요추를 앞으로 굽히는 스트레칭

척추의 S자 곡선이 일직선이 되면 요추는 앞으로 조금 휘어지게 된다. 요추의 모양이 변형되면 신경이 제 역할을 하지 못하고 하반신을 교정하기도 어려워지므로, 이 스트레칭으로 요추의 모양을 교정하자.

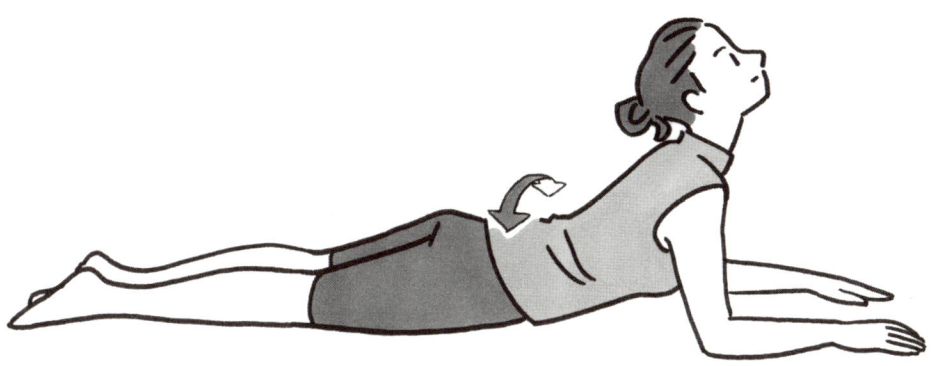

1. 엎드려서 양 팔꿈치를 어깨넓이로 벌려 바닥에 붙이고 견갑골 사이를 벌린다. 턱과 목을 뻗어 천정을 올려다보면서 허리를 좌우로 흔든다.

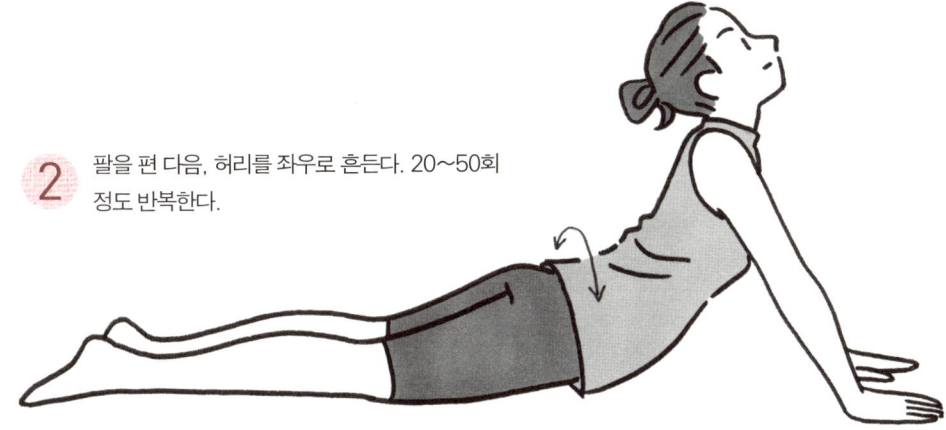

2. 팔을 편 다음, 허리를 좌우로 흔든다. 20~50회 정도 반복한다.

허리를 유연하게 하는 스트레칭

허리가 유연하면 젊은 몸을 유지할 수 있다. 반대로 허리가 굳어지면 자세가 나빠져서 요통에 시달리게 된다. 즉 노화 현상이 시작되는 것이다.

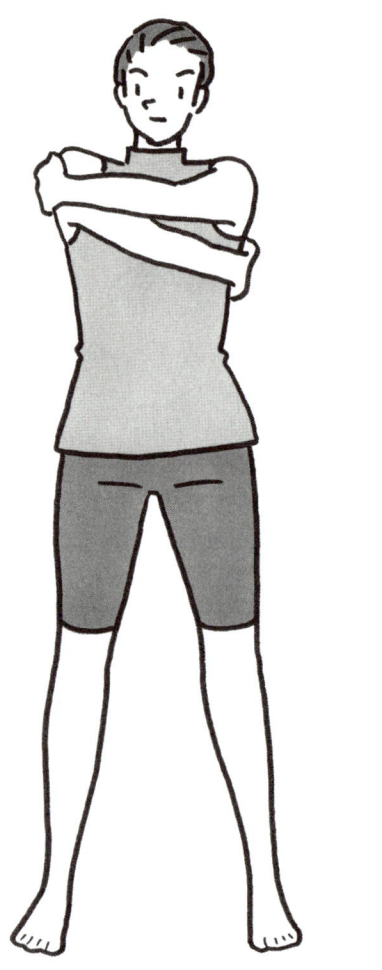
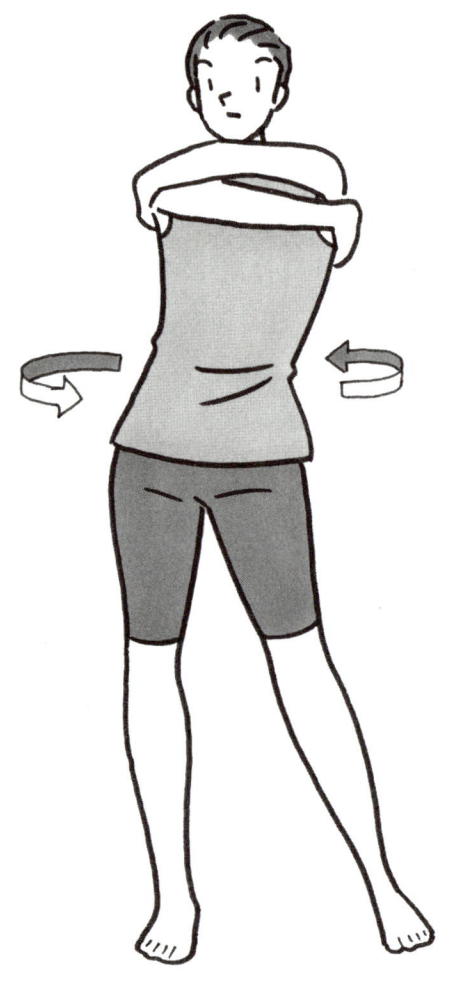

① 두 다리를 어깨넓이로 벌리고 무릎의 긴장을 푼다. 가슴이 좀 더 나와 있는 쪽의 팔을 아래로 해서 두 팔로 가슴을 꽉 안는다.

② 얼굴은 정면을 향한 채로, 허리를 오른쪽 방향으로 크게 돌린다. 20~50회 반복한 다음 이번에는 허리를 왼쪽 방향으로 크게 돌린다(역시 20~50회 반복). 돌리기 힘든 쪽은 횟수를 더 늘여서 균형을 잡는다.

요통을 고치는 방법

몸의 상태는 손가락과 발가락에 나타난다. 요통이 있는 사람은 엄지손가락과 가운데손가락이 딱딱해져 움직임이 둔해진다. 이 방법은 간단하면서도 상당히 효과적이므로 꼭 시험해보자.

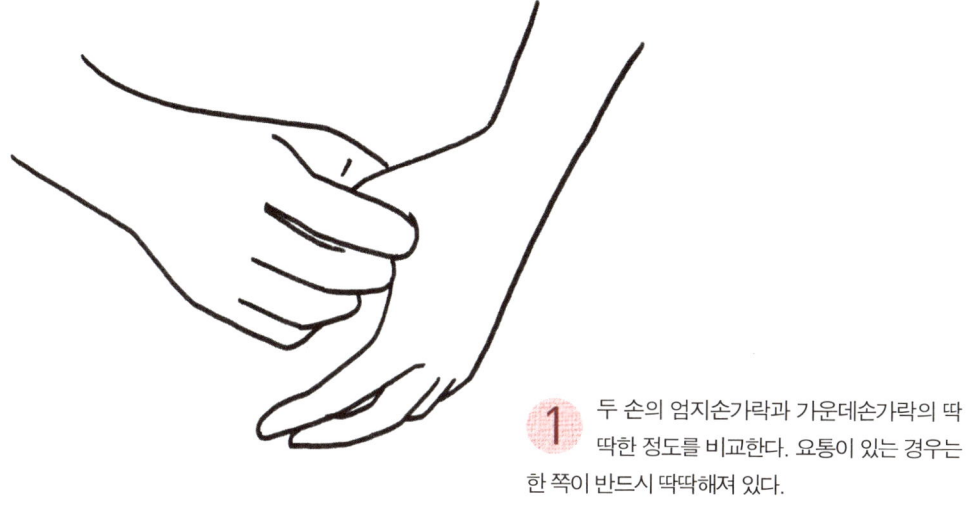

① 두 손의 엄지손가락과 가운데손가락의 딱딱한 정도를 비교한다. 요통이 있는 경우는 한 쪽이 반드시 딱딱해져 있다.

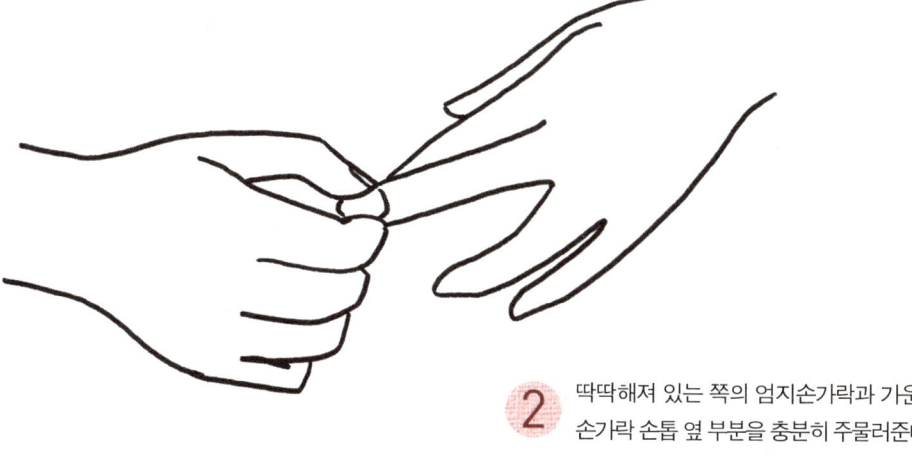

② 딱딱해져 있는 쪽의 엄지손가락과 가운데손가락 손톱 옆 부분을 충분히 주물러준다.

거울 앞에서 바르게 서는 연습

바른 자세로 서는 것은 건강을 유지하기 위해서 상당히 중요하다. 그러나 자신이 어떤 자세로 서있는지는 거울을 통해 보지 않으면 알 수 없으므로, 항상 거울 앞에서 자신의 자세를 확인하도록 하자. 이상적인 자세는 두 다리를 붙이고 섰을 때 그림에 표시된 4곳에 공간이 생기는 것이다.

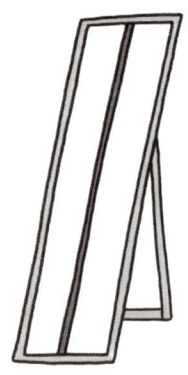

1 거울의 한가운데에 비닐 테이프를 붙여둔다.

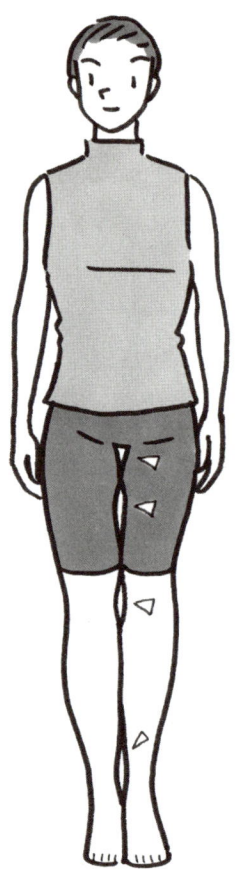

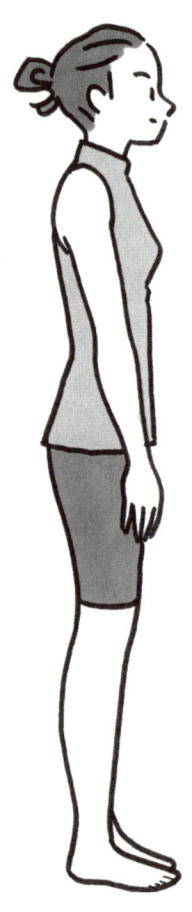

2 정면에서 볼 때 눈썹 사이, 코, 쇄골 사이, 배꼽, 허벅지 사이, 무릎 사이, 안쪽 복사뼈가 일직선이 되도록 선다.

3 옆에서 볼 때 귀, 어깨 끝, 허리의 중심, 고관절, 무릎, 바깥쪽 복사뼈가 일직선이 되도록 선다.

옆구리 스트레칭

양 옆구리의 굳은 정도에 차이가 있으면 몸의 중심이 한쪽으로 치우쳐 골반이 비뚤어지고, 두 다리의 길이가 달라져 경추가 짧은 다리 쪽으로 기울어진다. 따라서 이를 바로잡아야 하는데, 이 스트레칭과 함께 옆구리가 굳은 쪽의 집게손가락을 주물러주면 효과가 더욱 커진다.

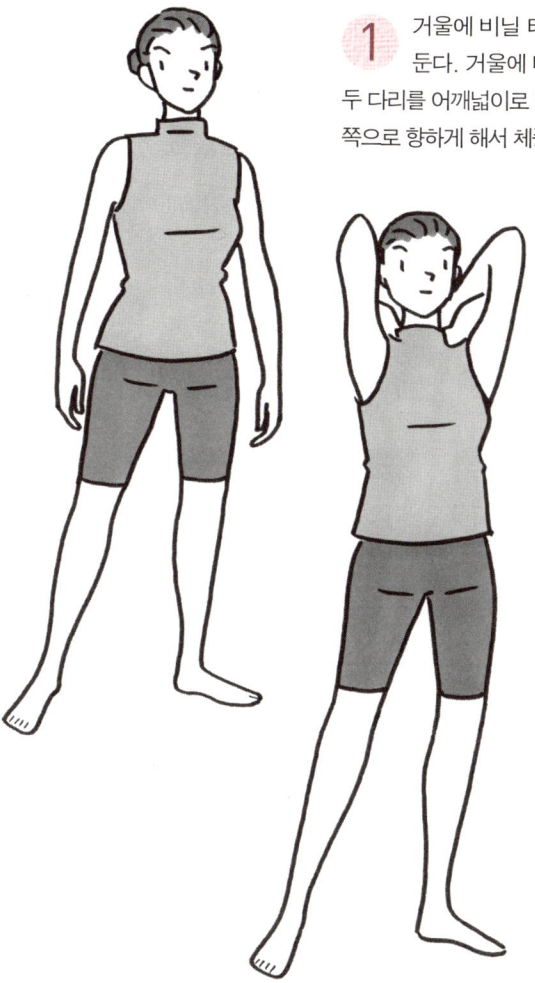

1 거울에 비닐 테이프를 옆으로 몇 줄 붙여 둔다. 거울에 비친 자신의 모습을 보면서 두 다리를 어깨넓이로 벌리고 한쪽 다리 끝을 바깥쪽으로 향하게 해서 체중을 싣는다.

2 이 상태에서 양손의 가운데손가락을 겹쳐 목덜미의 옴폭 들어간 부분을 누르고 양 팔꿈치를 가까이 가져온다.

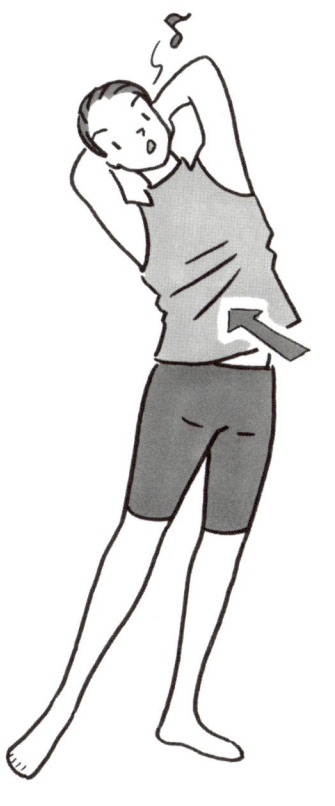

3 배를 단단히 집어넣고 숨을 들이마신다. 이 상태로 노래를 부르면서 체중을 실은 쪽과 반대 방향으로 몸을 기울여 옆구리를 충분히 늘인다. 견디기가 조금 힘들어지면 ②의 상태로 되돌아간다. 반대쪽도 똑같이 반복한 다음, 굳어있다고 느끼는 쪽을 더 많이 스트레칭해서 균형을 잡는다. 10회 정도 반복하는 것이 좋다.

전신 비틀기 스트레칭

몸을 비틀 때 좌우차가 있으면 두통이나 만성 질환이 생기기 쉬우므로 주의한다.

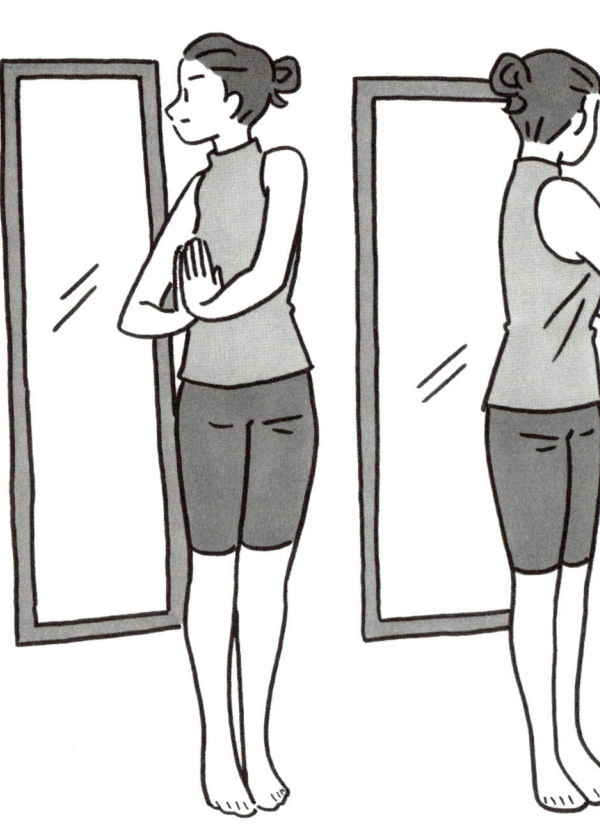

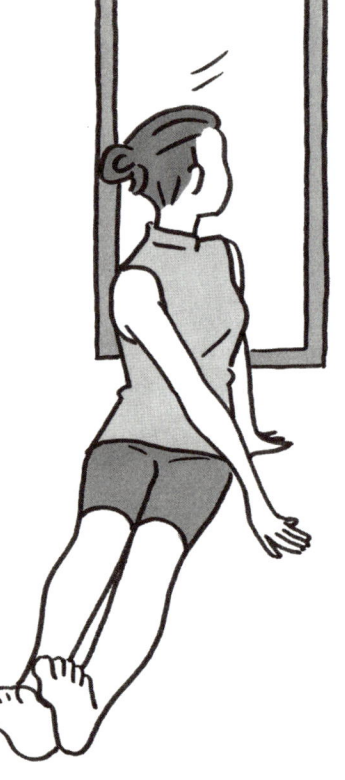

1 거울과 반대 방향으로 서서 명치 앞에 두 손을 합장하듯이 모은다. 다리가 움직이지 않도록 주의하면서 뒤로 돌아 거울에 비친 자신의 모습을 본다.

2 반대쪽도 같은 방법으로 해준 다음, 어느 쪽이 비틀기 쉬운지 확인한다.

3 두 다리를 앞으로 나란히 뻗는다. 상반신을 비틀기 어려운 쪽으로 비틀고 두 손은 바닥에 댄다. 숨을 들이마시면서 몸에 힘을 준 다음, 세게 비튼다. 일곱까지 세면서 숨을 들이마셨다가 힘을 빼면서 숨을 내쉰다. 이 과정을 3~5회 반복한다.

뇌를 젊게 하는 스트레칭

후두골이 변형된 사람은 눈 감고 한쪽 발로 서기(평형감각을 테스트하는 검사)를 하면 휘청거린다. 이 스트레칭은 둔해진 평형감각을 되찾는 데 효과적이다. 익숙해지면 의자에서 손을 떼고 두 손 모두 손가락 포즈를 만들어 스트레칭해보자. 잘 안 되는 쪽의 횟수를 늘려 균형을 잡는다.

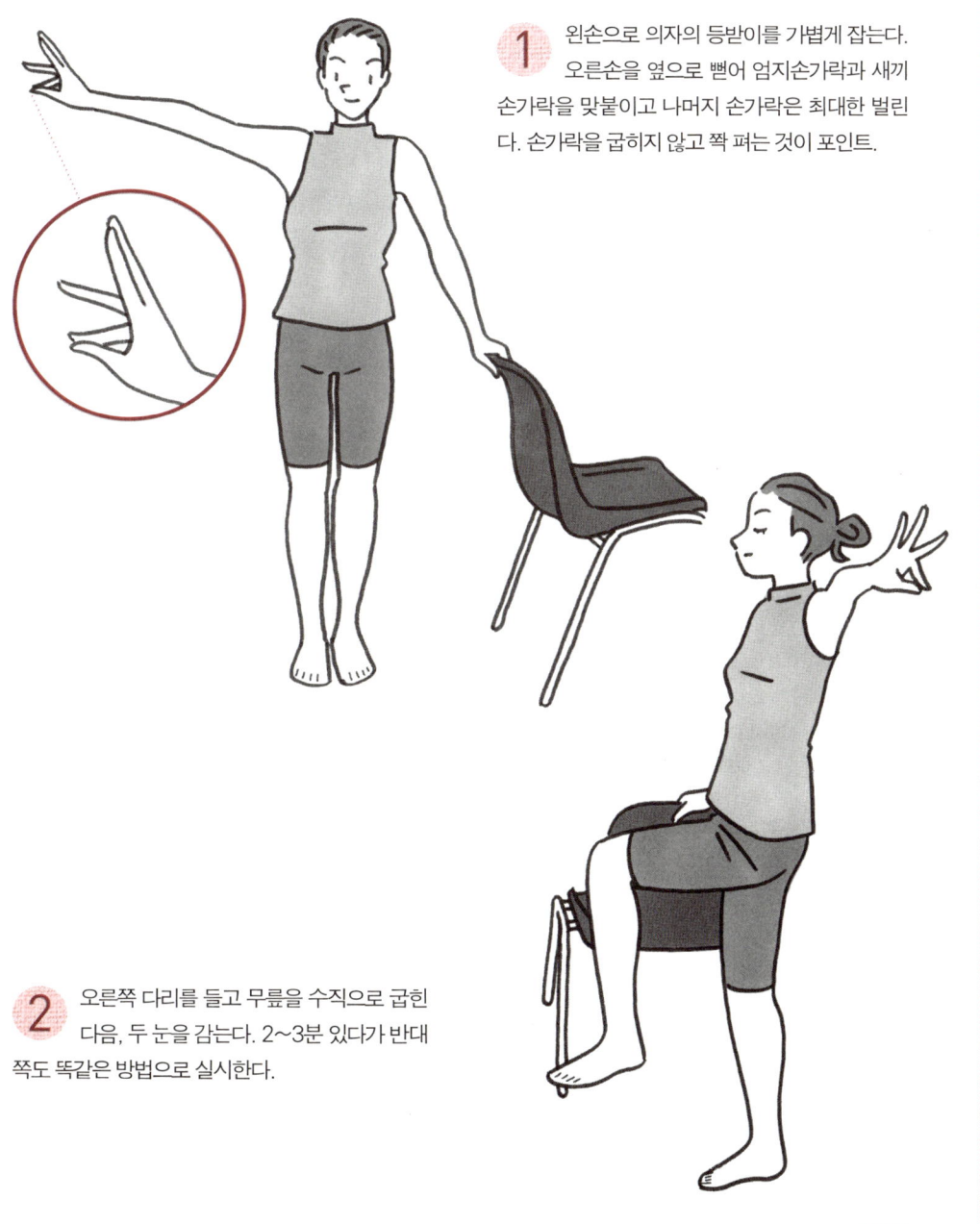

1 왼손으로 의자의 등받이를 가볍게 잡는다. 오른손을 옆으로 뻗어 엄지손가락과 새끼손가락을 맞붙이고 나머지 손가락은 최대한 벌린다. 손가락을 굽히지 않고 쫙 펴는 것이 포인트.

2 오른쪽 다리를 들고 무릎을 수직으로 굽힌 다음, 두 눈을 감는다. 2~3분 있다가 반대쪽도 똑같은 방법으로 실시한다.

손과 손가락을 위한 스트레칭

손과 손가락이 저리고 감각이 둔해지는 증상이 나타나면 뇌의 이상을 의심해봐야 하므로, 전문의에게 진찰을 받는 것이 좋다. 이 스트레칭은 뇌경색의 후유증인 마비 증상에 효과적인 스트레칭으로써, 한 번에 몰아서 하지 말고 하루에 몇 번씩 나눠서 실시한다.

① 오른손으로 귀 전체를 꼭 잡고 위로 세게 잡아당기면서 왼손을 힘껏 펴고 오므리는 동작을 반복한다.

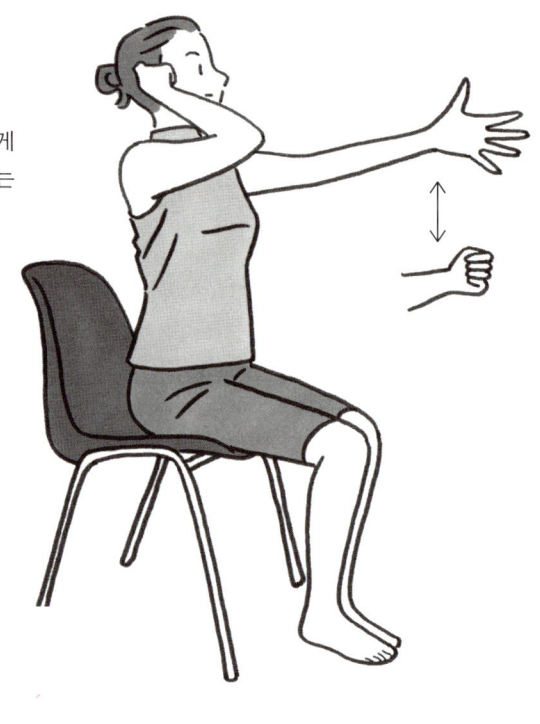

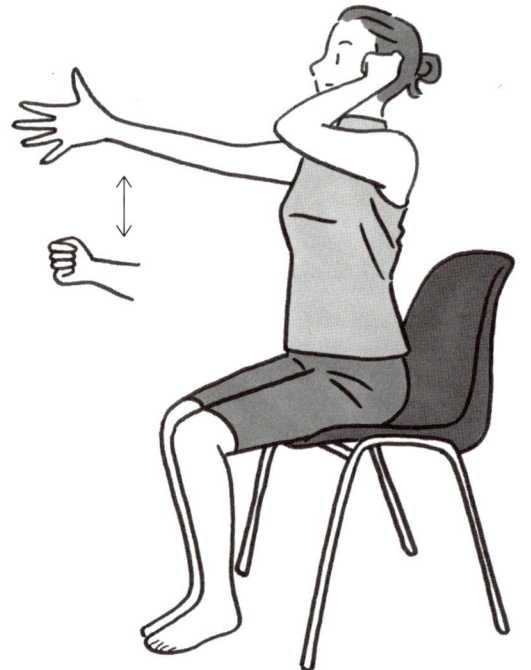

② 같은 방법으로 왼쪽도 실시한다. 귀를 잡아당기면서 반대편 손끝으로 콩이나 팥을 쥐거나 피아노 건반을 두드리는 등 여러 가지 방법을 써보는 것도 좋다.

비뚤어진 전신을 바로잡는 스트레칭

비뚤어진 체형을 서서히 바로잡아 몸의 균형을 찾고, 원활한 혈액공급을 할 수 있도록 돕는 스트레칭이다.

1 위를 보고 누운 다음 손을 뻗어 의자 다리를 잡는다.

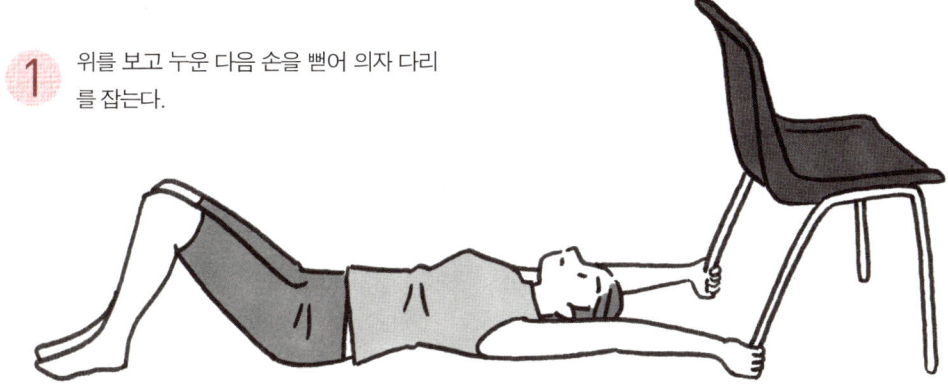

2 무릎을 90도 정도로 굽힌 다음, 오른쪽으로 꺾어 바닥에 닿게 한다. 이번에는 무릎을 다시 세웠다가 왼쪽으로 꺾어 바닥에 닿게 한다. 이 과정을 각각 20회 반복한다.

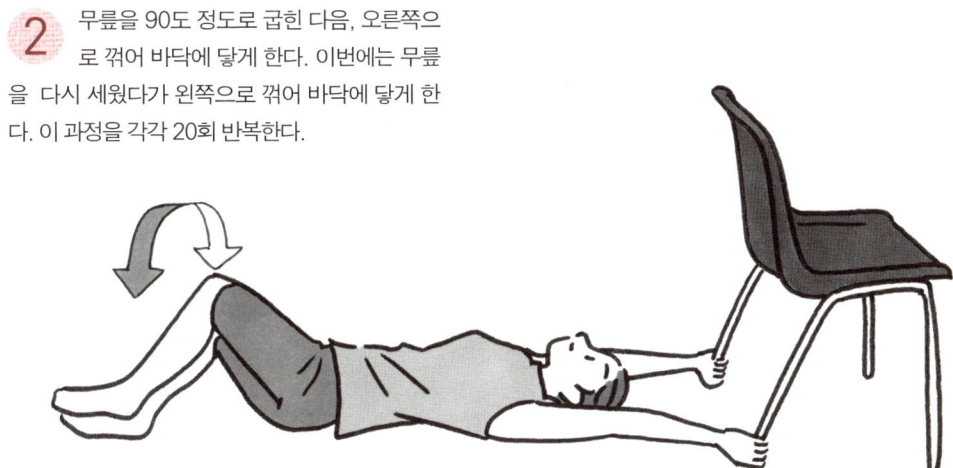

3 오른쪽으로 꺾기가 힘든 경우는 왼쪽 집게손가락, 왼쪽으로 꺾기가 힘든 경우는 오른쪽 집게손가락의 손톱 양쪽을 잡고 잘 흔들어준다. 스트레칭하기가 훨씬 쉬워질 것이다.

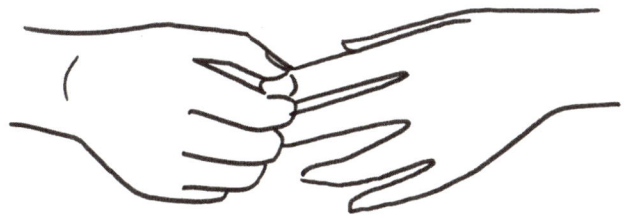

두 다리 사이를 벌리지 않고 걷는 연습 1

걸을 때 두 다리 사이가 벌어지는 것은 내장하수로 인해 골반이나 고관절이 비뚤어졌기 때문이다. 이 스트레칭을 통해 올바른 걸음걸이를 몸에 익히도록 하자.

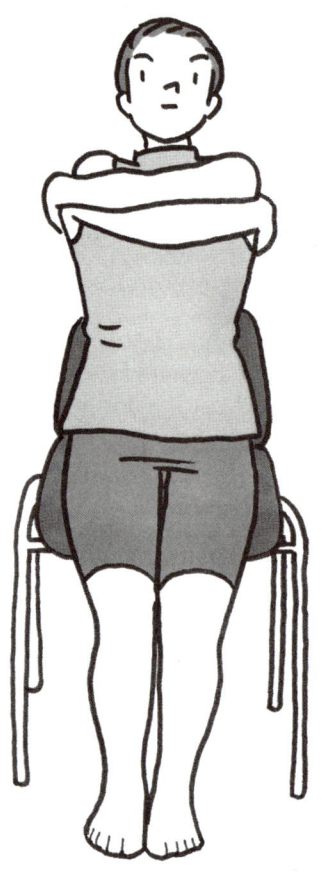 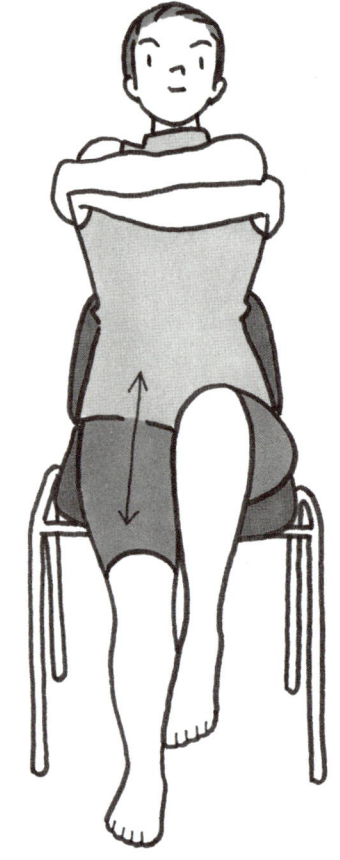

1 배를 단단히 끌어당기고 엉덩이에 최대한 힘을 준 다음, 바른 자세로 의자에 앉는다. 턱을 들어 입술의 양끝과 목 뒷쪽 중앙의 옴폭 들어간 부분이 수평이 되도록 하고 두 팔로 가슴을 꼭 끌어안으면서 어깨를 벌린다.

2 넓적다리, 무릎, 종아리, 발목을 비비듯이 붙여서 제자리걸음을 반복한다. 이때 엉덩이에 힘을 줘서 바른 자세를 유지하는 것이 중요하다. 피곤하지 않을 정도까지 반복한다.

두 다리 사이를 벌리지 않고 걷는 연습 2

내장하수가 심할수록 다리 사이는 더 넓게 벌어진다. 스트레칭과 함께 내장하수를 막는 흉식호흡을 꾸준히 연습하자.

① 두 다리를 꼭 붙인 상태로 고관절과 무릎을 펴지 않도록 주의하면서 의자에서 천천히 일어선다.

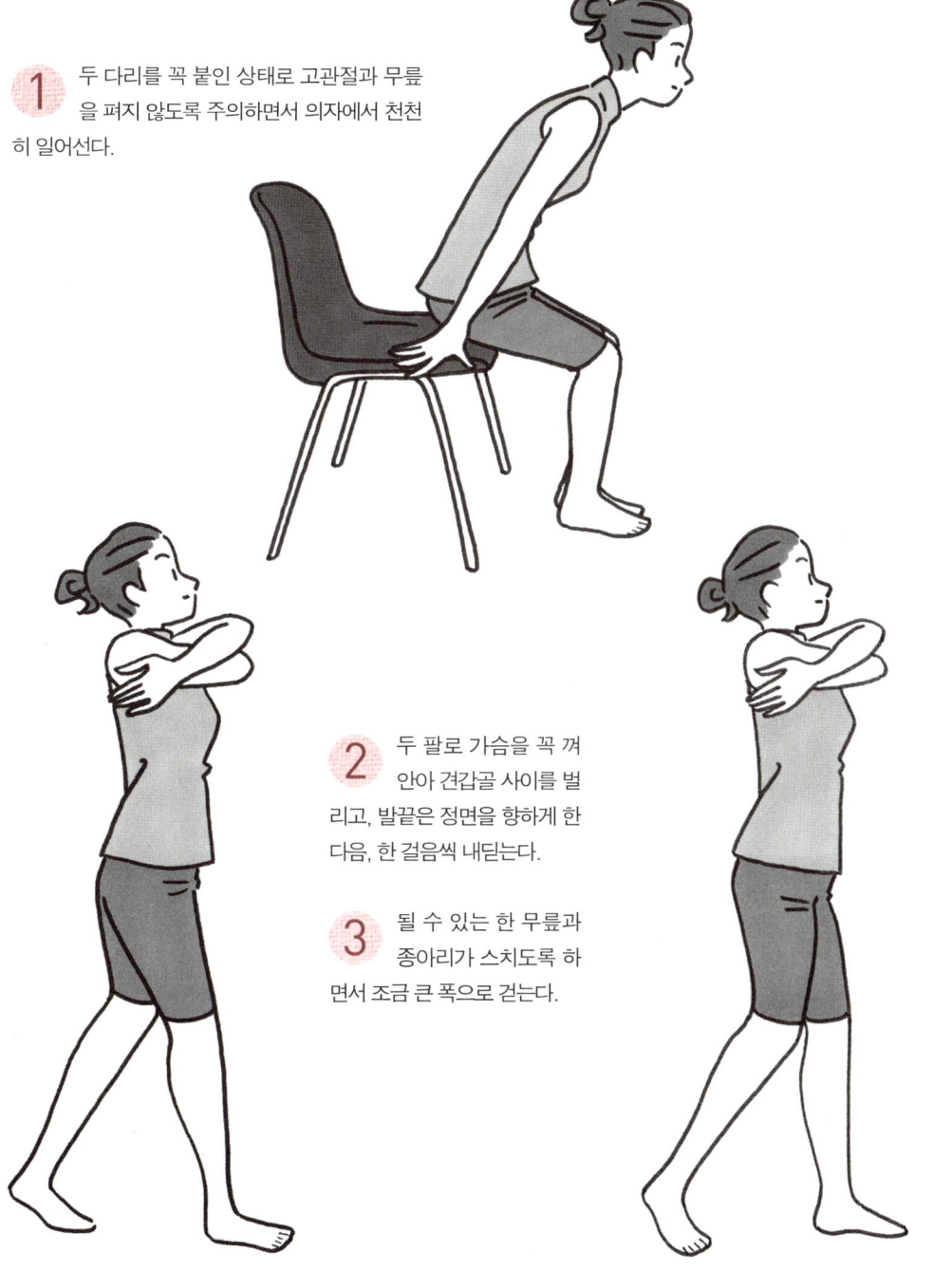

② 두 팔로 가슴을 꼭 껴안아 견갑골 사이를 벌리고, 발끝은 정면을 향하게 한 다음, 한 걸음씩 내딛는다.

③ 될 수 있는 한 무릎과 종아리가 스치도록 하면서 조금 큰 폭으로 걷는다.

O형 다리를 고치는 스트레칭

다리가 심하게 휘면 관절에 무리를 주기 때문에, 노화 체형으로의 진행이 빨라 움직이는 게 점점 힘들어진다. 지금부터라도 간단한 체조로 교정을 시작해보자.

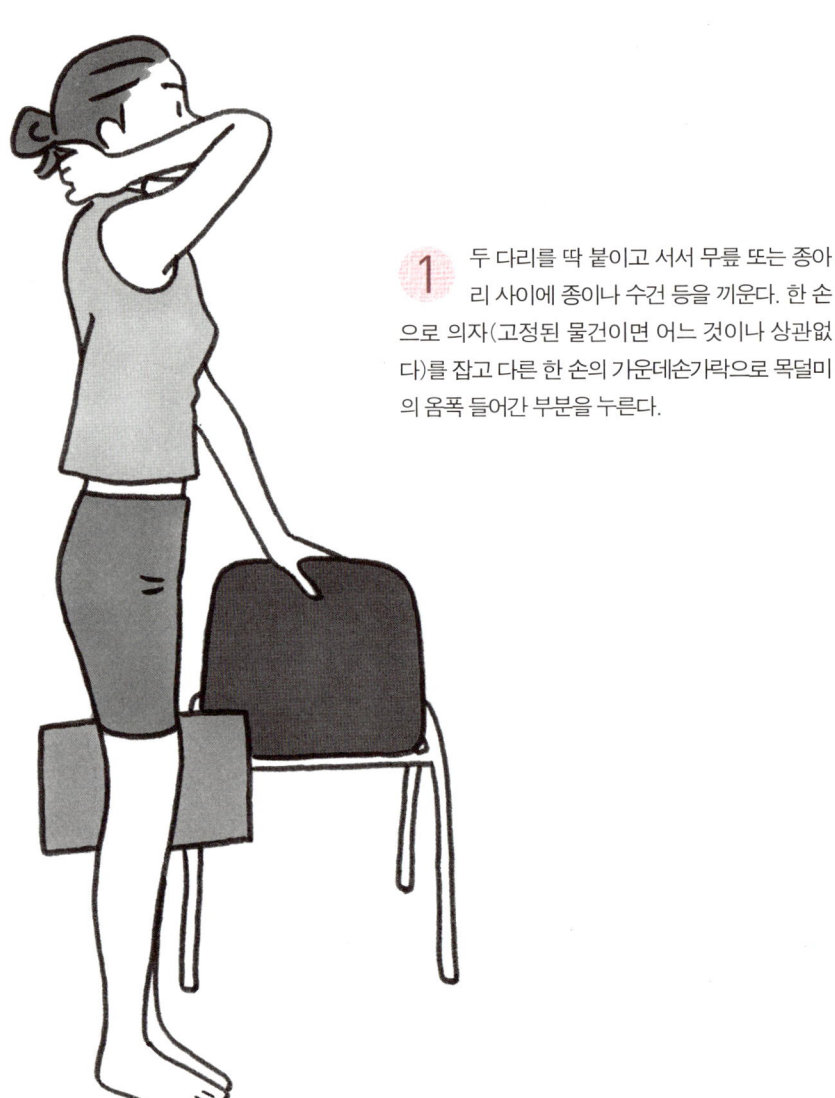

1. 두 다리를 딱 붙이고 서서 무릎 또는 종아리 사이에 종이나 수건 등을 끼운다. 한 손으로 의자(고정된 물건이면 어느 것이나 상관없다)를 잡고 다른 한 손의 가운데손가락으로 목덜미의 옴폭 들어간 부분을 누른다.

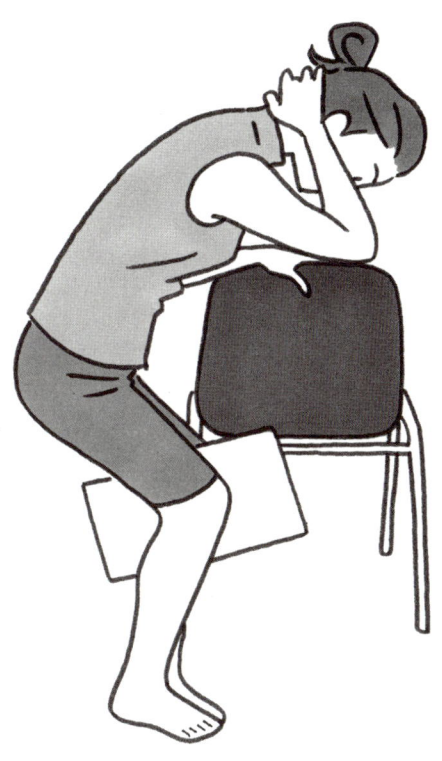

② 양 무릎과 고관절을 굽혀 상체를 앞으로 숙이고 배를 끌어당긴다.

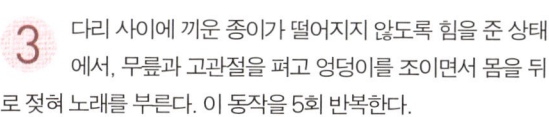

③ 다리 사이에 끼운 종이가 떨어지지 않도록 힘을 준 상태에서, 무릎과 고관절을 펴고 엉덩이를 조이면서 몸을 뒤로 젖혀 노래를 부른다. 이 동작을 5회 반복한다.

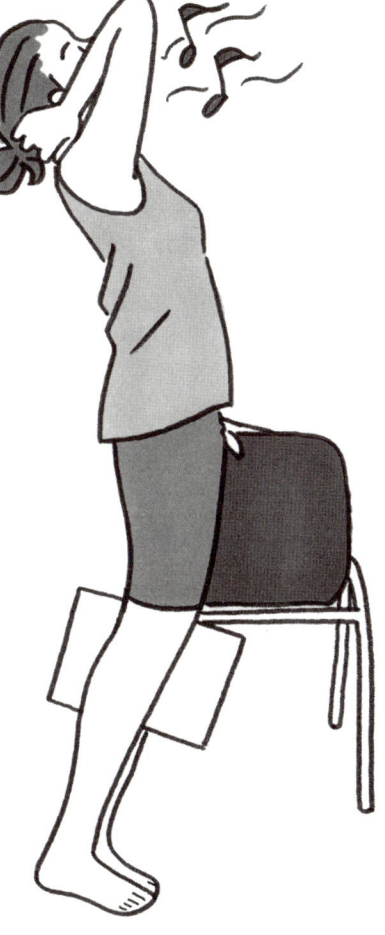

전신의 피로를 푸는 스트레칭

아침에 일어나기가 힘들거나 피곤해서 밤에 쉽게 잠이 들지 않을 때 효과적인 스트레칭이다. 허약 체질을 개선하는 데도 아주 좋다.

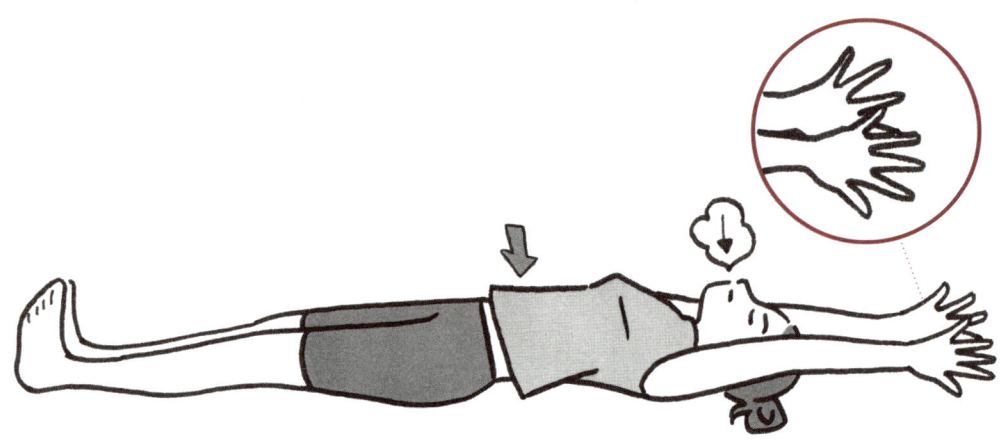

① 위로 향하고 누워 엉덩이에 살짝 힘을 준 다음, 입술의 양끝과 목 뒷쪽 중앙의 옴폭 들어간 부분이 수직이 되도록 턱을 들어올린다. 기지개를 켜듯 두 팔을 위로 뻗고(이때 두 팔을 귀에 거의 붙인다) 손가락 사이사이가 아플 정도로 있는 힘껏 펼친다. 배를 바싹 끌어당겨 숨을 들이마시면서 셋까지 센다.

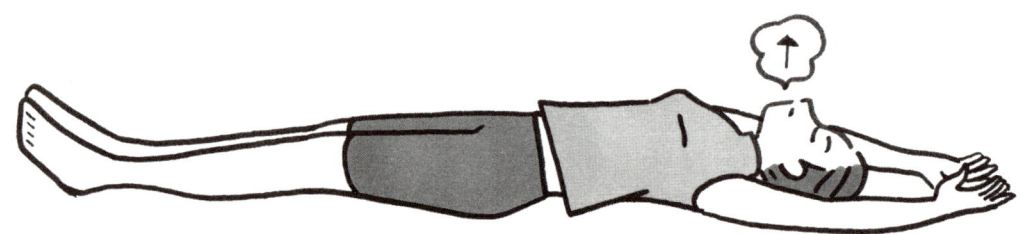

② 숨을 내쉼과 동시에 전신의 힘을 뺀다. 제대로 실행한다면 전신에 기분 좋은 자극이 전해질 것이다. 5~10회 정도 반복한다.

노안을 막는 방법 1

시력이 약한 사람은 안경을 끼는 편이 뇌에는 좋다. 단, 지나치게 도수가 높은 안경은 눈에 부담을 주기 때문에 내장이 아래로 늘어나 골반이 퍼지게 된다.

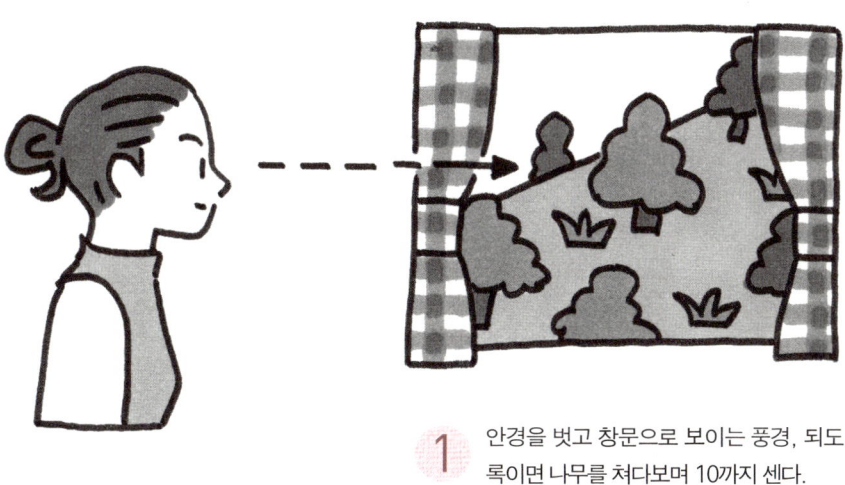

1. 안경을 벗고 창문으로 보이는 풍경, 되도록이면 나무를 쳐다보며 10까지 센다.

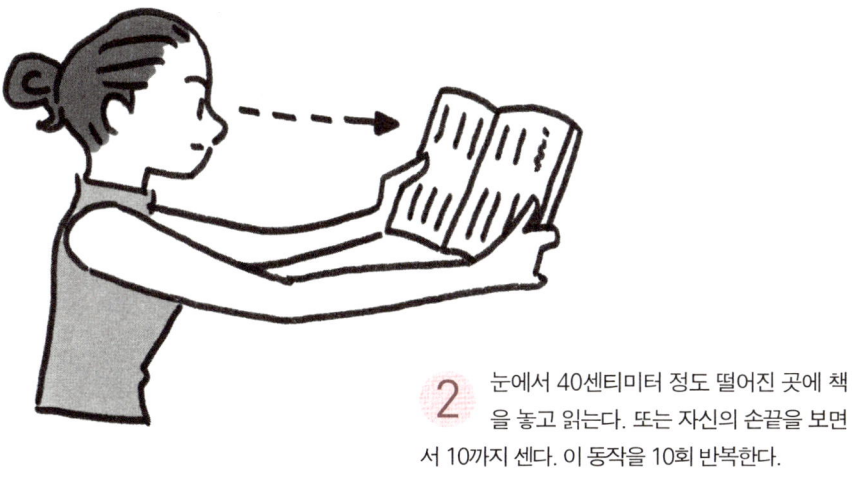

2. 눈에서 40센티미터 정도 떨어진 곳에 책을 놓고 읽는다. 또는 자신의 손끝을 보면서 10까지 센다. 이 동작을 10회 반복한다.

노안을 막는 방법 2

눈이 피로하면, 몸도 뇌도 쉽게 피곤해진다. 따라서 눈의 피로를 푸는 지압점을 알아두고 평상시에 틈날 때마다 해주면 좋다.

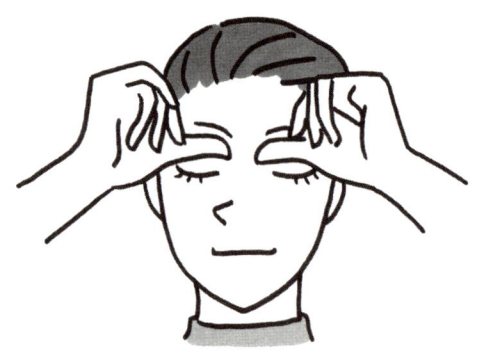

1 눈두덩을 엄지손가락의 등 부분으로 천천히 누르며, 3회 반복한다.

2 눈썹을 눈썹 머리에서 눈썹 꼬리까지 엄지손가락과 집게손가락으로 천천히 집는다. 3회 반복한다.

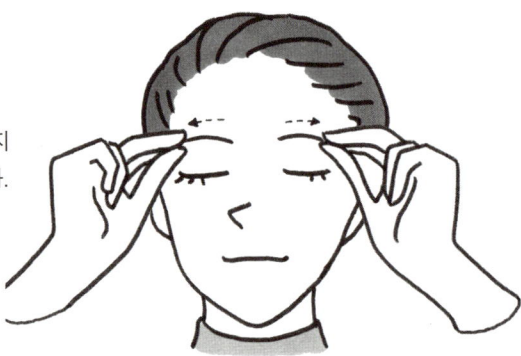

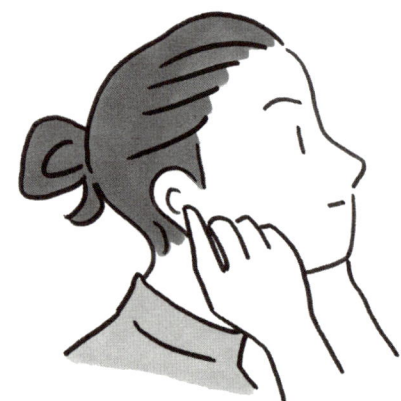

3 눈의 지압점은 귓불에 있다. 귓불이 따뜻해질 때까지 주무른다.

비뚤어진 발가락을 바로잡는 스트레칭

엄지발가락과 새끼발가락은 뇌의 상태와 상당히 관계가 깊기 때문에 이 발가락의 형태가 나쁘면 뇌의 활동에 악영향을 끼친다. 따라서 엄지발가락 뼈가 바깥쪽으로 튀어나오거나(엄지발가락이 안쪽으로 많이 휘어져서 생기는 증상) 새끼발가락이 안으로 굽는 증상이 있다면 반드시 이 스트레칭을 해보자.

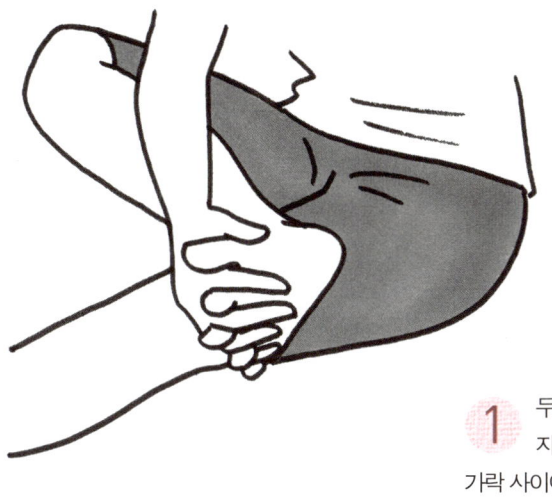

1 두 다리를 앞으로 내밀고 앉아 왼쪽 허벅지 위에 오른쪽 발목을 올리고 오른발 발가락 사이에 오른손 집게손가락부터 새끼손가락까지 끼워 넣는다.

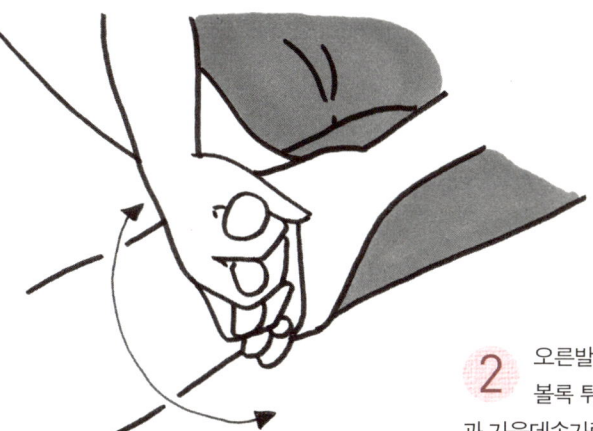

2 오른발의 엄지발가락과 새끼발가락 아래 볼록 튀어나온 부분을 왼손의 엄지손가락과 가운데손가락으로 눌러서 확실히 고정시킨다. 오른쪽 손가락을 끼운 채로 오른쪽으로 10번, 왼쪽으로 10번 돌린다. 반대쪽도 똑같은 방법으로 실시한다.

반지를 활용하는 방법

몸 상태가 안 좋을 때는 손가락과 발가락에 그 조짐이 나타나는데, 손가락(발가락)에 통증이 있거나 움직임이 둔해지면 그 손가락(발가락)과 관계있는 조직에 문제가 있을 가능성이 있다.
통증을 느끼는 손가락에 금반지(될 수 있으면 순금 반지로 한다)를 끼면 비뚤어진 몸을 바로잡는 데 도움이 된다. 그러나 은이나 백금은 특별한 예를 제외하면 내장하수를 일으키므로 피하도록 하자.

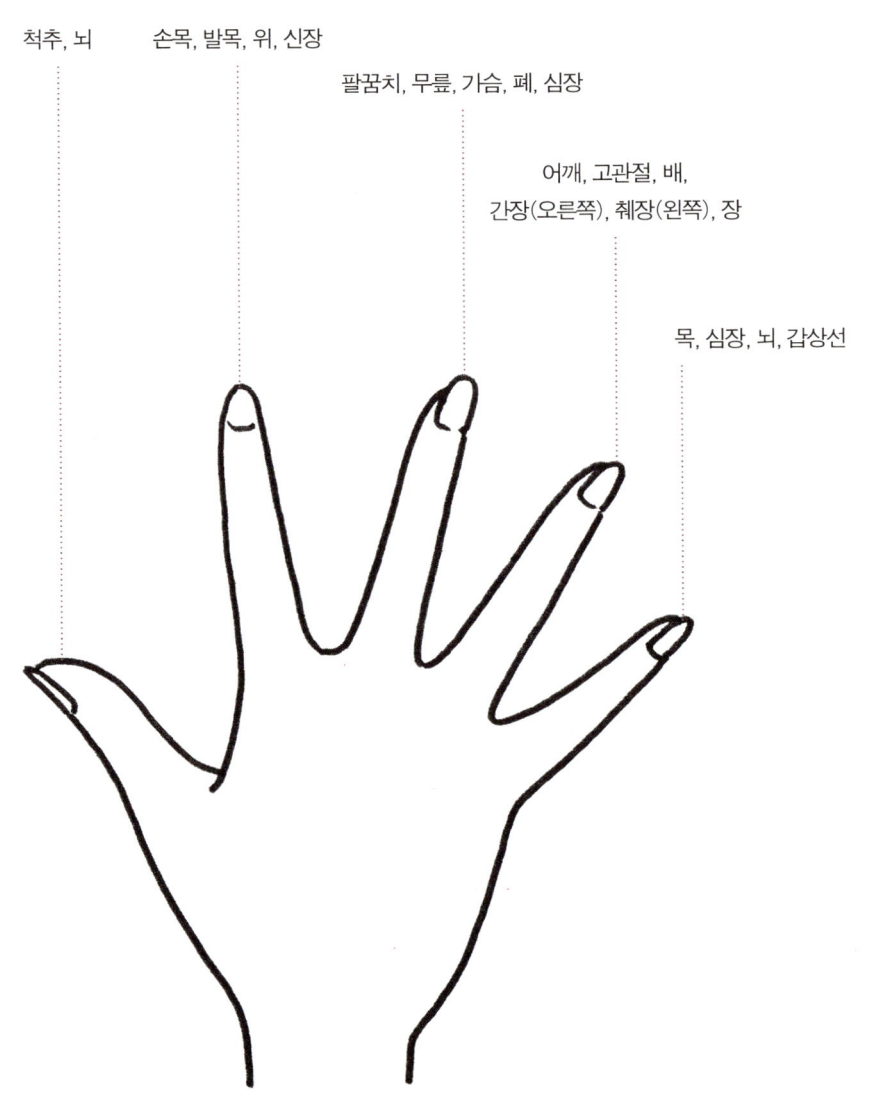

척추, 뇌
손목, 발목, 위, 신장
팔꿈치, 무릎, 가슴, 폐, 심장
어깨, 고관절, 배, 간장(오른쪽), 췌장(왼쪽), 장
목, 심장, 뇌, 갑상선

PART 5 병과 노화를 막는 식생활

우리 몸에 꼭 필요한 성분이라 할지라도 지나치게 과다섭취를 하면 문제를 일으킨다. 운동 부족과 과식으로 인한 영양 과다 상태는 우리 몸속에 흐르는 피를 끈적끈적하게 만들어 심근경색과 뇌경색 같은 생활습관병을 불러일으키기 때문이다. 따라서 먹는 재료와 섭취량에도 주의를 기울여야 함은 물론이고, 몸에 해로운 위험인자에 얼마나 노출되어 있는지 돌아볼 필요가 있다. 이 장에서는 우리 몸에 꼭 필요한 성분을 제대로 섭취하는 방법과 음식물을 섭취할 때 꼭 지켜야 하는 원칙을 알아보도록 하자.

음식은 영양보충의 수단만이 아니다

**나이를 먹으면 뇌로 흐르는 혈류량이 20%나 감소하는데,
식사할 때 씹는 횟수가 많은 사람은
뇌 혈류량이 식사 전에 비해 약 1.5배 정도 많아진다.**

'식사로 노화를 예방할 수 있다'고 하면 열에 아홉은 어떤 식재료가 좋은지 또는 어떤 조리법이 좋은지를 묻는다. 물론 균형 잡힌 식사나 영양을 몸에 잘 흡수하게 하는 조리법도 중요하다. 그러나 이보다 더 중요한 것은 식사할 때의 저작운동(詛嚼運動)이다. 저작운동은 입 속의 음식물을 잘게 씹어 타액(침)과 잘 섞이게 하는 것을 말한다. 저작운동을 하면 뇌로 흐르는 혈류량이 증가하는 것으로 알려져 있는데, 뇌의 혈류량이 증가하면 그만큼 뇌의 노화가 방지된다.

따라서 하루 세 번의 식사는 하루에 세 번 병을 예방하는 것과 같은 의미라고 생각할 수 있다. 그러면 이를 효과적으로 수행하기 위해서는 어떤 점에 주의를 해야 하는 것일까? 우선 뇌 혈류량과 저작운동과의 관계를 생각해보자. 식사할 때의 뇌 혈류량은 사람에 따라 차이가 나는데, 식사할 때 씹는 횟수가 많을수록 뇌 혈류량이 식사 전에 비해 약 1.5배 정도 늘어난다. 이때의 씹는 횟수는 대략 1천 5백 회 정도이다.

딱딱한 음식을 먹자

그러나 대부분의 요즘 먹거리들은 부드러운 음식 위주로 되어 있어서 씹는 횟수가 한 끼에 약 백 회도 못 미치는 사람도 있다. 이래서는 훌륭한 예방이 될 수 있는 식사가 단순한 영양보충의 수단에 지나지 않게 된다. 나이를 먹으면 뇌로 흐르는 혈류량이 젊었을 때에 비해 20%나 감소한다. 혈액의 양이 줄은 것이다. 혈액이 원활하게 흐르지 못한다는 것은 산소나 영양도 부족해지기 쉽다는 것이므로, '저작운동'이 특히 중요해진다. 따라서 턱이나 이가 튼튼한 사람은 저작운동이 부족하다고 느낄 때 평소보다 조금 딱딱한 식품을 식단에 포함시키도록 하자. 비타민 E나 비타민 C와 같은 영양보조제는 잇몸을 튼튼하게 하므로 저작운동을 도와줄 수 있다.

원활한 저작운동을 위해

저작운동이 제대로 이뤄지기 위해서는 침의 역할이 아주 중요하다. 침은 건강한 성인의 경우 하루에 1~1.5리터 정도 분비되고, 식사를 하지 않는 경우에도 한 시간 동안 약 0.4밀리리터가 분비된다고 한다. 침은 음식물을 삼키기 쉽게 하고 맛을 느끼게 한다. 또한 침 속의 아밀라아제는 소화를 도우며, 리소자임이라는 성분은 세균의 번식을 억제한다.

그런데 최근 침이 제대로 분비되지 않는 증상인 '구강건조증'을 앓는 이들을 많이 볼 수 있다. 구강건조증이 되면 저작운동이 원활히 이루어지지 않아 음식물을 삼키거나 맛을 느끼는 것이 어려워지고 혀에 통증을 느끼는 증상이 나타난다. 또한 세균이 번식하기 쉬워지므로 충치나 치주염이 생기며 입 냄새가 심해진다. 구강건조증의 원인으로는 자율신경실조증이나 침선 자체에 문제가 있는 경우, 그리고 약의 부작용 등을 들 수 있다. 또한 씹는 횟수가 적은 식사를 지속적으로 하거나 수분의 섭취량이 적을 때도 구강건조증이 발생할 수 있다.

씹는 횟수를 늘이는 데에는 충치예방용 껌을 씹으면 좋다. 이것은 구강건조증에 의한 충치 예방에도 도움이 된다. 그리고 혀를 입 안에서 크게 돌리거나 입을 뾰족하게 해서 혀를 마는 운동도 효과적이다. 침선이 있는 귀밑이나 턱 아래를 부드럽게 마사지하는 것도 좋다. 입술이 마를 때는 수분의 섭취량이 부족하기 때문이다. 수분이 부족하면 고령자의 경우 건강에 많은 문제가 발생하므로 각별히 주의해야 한다. 게다가 나이가 들면 수분 결핍에 둔감해지는 경향이 있으므로 자신의 하루 수분 섭취량만큼은 반드시 지키도록 한다.

생활습관병을 고치는 식사

**운동 부족과 과식으로 인한 영양 과다 상태는
우리 몸속에 흐르는 피를 끈적끈적하게 만들어
심근경색과 뇌경색 같은 생활습관병을 불러일으킨다.**

운동 부족과 과식은 몸에 여러 가지 악영향을 끼치는데, 나이를 먹으면 그 결과가 생활습관병(뇌경색, 심근경색 등)으로 드러나게 된다. 바로 동맥경화와 고혈압이 생기기 때문이다. 동맥경화는 동맥의 벽이 두꺼워져 혈관이 탄력을 잃은 상태를 말한다. 그러면 왜 이러한 현상이 일어나는 것일까?

운동 부족과 과식을 하는 생활을 계속하면 영양 과다 상태가 되는데, 여분의 영양분은 혈액 속에 들어가 고혈당, 고지혈증 상태를 만든다. 고혈당, 고지혈 상태가 계속되면 혈중지방이 혈관내벽에 들러붙어 혈관의 죽상경화(粥狀硬化: 동맥 내면에 기름기가 껴서 죽과 같이 변한 상태, 아테롬 경화라고도 한다)를 일으킨다. 죽상경화를 일으킨 혈관은 유연성을 잃어 딱딱해진다. 이 상태가 심해지면 혈관에 궤양(헐어서 짓무름)이 생겨 칼슘의 침착(沈着: 가라앉아 들러붙는 현상)이나 출혈이 생기고 혈전(피가 엉겨 굳은 덩어리)이 형성된다. 특히 고지혈증이 심해지면 심해질수록 몸에 나쁜 콜레스테롤이 많이 쌓이고, 여기에 고혈압이 가세하면 동맥경화로 발전해간다. 심장의 관상동맥에 동맥경화가 일어나면 혈관이 좁아지거나 막

혀서 허혈성 심장 질환(심장에 공급되는 혈액의 양이 줄어들어 생기는 병으로 협심증과 심근경색증이 대표적이다)을 발생시킨다. 한편 뇌동맥에 동맥경화가 일어나면 혈관의 협착, 혈전성 폐색 등이 일어나 뇌경색이 발생하게 된다.

이와 같이 우리 몸에 심각한 병을 가져오는 동맥경화는 나이를 먹을수록 증상이 점점 진행된다. 동맥경화의 진행을 촉진하는 요인을 위험 인자라고 부르는데, 대표적인 위험 인자가 바로 흡연과 비만이다. 동맥경화의 예방을 위해 이와 같은 위험인자는 하루라도 빨리 줄이는 것이 좋다.

고혈압을 개선하기 위해

고혈압의 원인을 장시간의 운동 부족과 과식에 의한 동맥경화라고 설명했지만, 이 외에도 신장 질환이나 유전적인 체질 등도 원인이 될 수 있다. 어떤 점에 주의를 기울여야 하는지 보다 자세히 알아보자.

1. 약하지도 과격하지도 않은 적절한 운동은 급격한 혈액순환을 유도하지 않으므로, 심박수나 혈압이 급속도로 상승하지 않는다. 따라서 규칙적으로 지속하면 혈압이 내려가게 된다고 한다. 유산소운동은 혈압을 내리는 데 아주 효과적이다. 매일 30분간 조금 빠른 걸음으로 워킹을 해보자.

2. 염분이 많은 음식이 고혈압에 좋지 않다는 것은 누구나 잘 알고 있을 것이다. 식염에 포함되어 있는 나트륨은 혈관을 수축시키거나 교감신경을 자극해 혈압을 높이는 작용을 한다.

   또한 우리 몸은 염분의 농도를 일정하게 유지하도록 되어 있으므로 염분을 체내에 섭취하면, 일시적으로 올라간 염분의 농도를 낮추기 위해 수분을 많이 섭취하게 되고, 그 결과 혈액의 양과 맥박수가 증가해 혈압이 올라간다. 세계

보건기구(WHO)에서 권장하는 염분의 하루 섭취량은 6g이다. 자신의 건강을 위해 될 수 있는 한 염분의 양은 하루에 6g을 넘지 않도록 하자.

3 염분 섭취를 줄이기 위해 일단 되도록 싱겁게 먹는다. 짜게 먹으면 밥의 양도 늘어나 과식하게 되고, 그 결과 염분의 섭취량은 더 늘어난다. 국이나 찌개를 만들 때는 되도록 다시마나 멸치를 우려낸 물을 쓰도록 하자. 그러면 염분을 줄일 수 있다. 요리는 직접 만들어 먹고 인스턴트 식품은 피하는 것이 좋다. 가족 전원의 입맛을 싱겁게 맞추도록 하고, 소금보다는 간장을 쓴다. 하지만 되도록이면 간장도 쓰지 않는 것이 좋다.

4 야채나 과일에는 칼슘이 많이 함유되어 있는데 칼슘은 혈압을 안정시키는 데 도움이 된다. 또한 야채나 과일에는 섬유질이 많아 지나친 당질의 흡수를 피할 수 있고 장의 상태를 개선할 수 있다.

5 비만은 고혈압을 악화시킨다. 균형 잡힌 식사를 하고 음식물은 꼭꼭 씹어 먹으며, 되도록 많이 걷는다. 하루에 만 걸음을 걸으면 그것만으로 반 년 동안 6kg을 감량할 수 있다. 미지근한 물에 몸을 담가 신진대사를 원활히 한다.

6 적당한 음주는 약이 되고 장수를 돕는다. 하지만 과음은 좋은 점이 하나도 없고 주변 사람들까지 불행하게 만든다.

7 담배는 백해무익하다. 건강을 위해 반드시 끊도록 하자.

인스턴트 음식보다는 한식을

우리의 미각이 음식을 '맛있다'고 느낄 때는, 글루탐산과 같이 '맛' 그 자체에서뿐 아니라 '지방과 염분'에서도 맛있다는 느낌을 받는다. '지방과 염분'에서 느껴지는 맛은 자극이 강하므로 인스턴트 음식을 먹으면 다른 맛을 느끼는 기능이 약해져, 그 결과 인스턴트 음식을 더 찾게 된다. 이런 식으로 인스턴트 음식을 계속 먹게 되면, 앞에서 설명한 것처럼 우리 몸은 영양이 부족해져 부족한 영양을 채우기 위해 먹는 양을 자꾸만 늘여간다.

    이 악순환을 끊어버리기 위해서는 '지방과 염분'의 맛보다 '글루탐산'의 맛에 익숙해지는 것이 필요하다. 글루탐산을 중심으로 한 식사를 하면 '지방과 염분'의 섭취량도 줄어들고 생활습관병도 예방할 수 있다. 한식은 글루탐산의 맛을 중심으로 한 식사이므로 여러 가지 면에서 몸에 좋은 식사라고 할 수 있다.

꼭 필요한 성분을 잘 섭취하는 법

콜레스테롤과 단백질은 우리 몸에 꼭 필요하지만
과다한 섭취는 문제를 유발할 수 있으므로
적당량을 제대로 섭취해야 한다.

계란 노른자나 간 등의 동물성식품에 반드시 함유되어 있는 콜레스테롤은 부신피질 호르몬이나 성호르몬 등을 생성하는 데에 꼭 필요한 성분이다. 또한 지방의 흡수를 돕는 담즙산의 원료이고, 우리 몸의 가장 기본인 세포의 세포막을 형성하는 데에도 쓰이고 있다. 따라서 콜레스테롤이 부족하면 혈관 손상의 위험이 커지거나 면역력이 저하되는 등 여러 가지 악영향이 나타난다.

우리 몸은 건강을 유지하기 위해 하루에 2g 정도의 콜레스테롤이 필요한데, 몸속에서 합성 가능한 콜레스테롤의 양은 필요량의 70% 정도(약 1.5g)로, 부족분은 음식물에서 보충해야 한다. 그러나 식생활의 육식화가 진행된 현대 사회에서 콜레스테롤이 부족한 사람은 다이어트 마니아라고 불릴 정도의 극히 일부분에 불과하고, 대부분은 콜레스테롤을 과다 섭취하고 있다. 과다 섭취된 콜레스테롤은 종종 다른 지방과 함께 혈관 내벽에 침착해서 동맥경화증을 일으킨다. 앞서 말한 것처럼 동맥경화는 심장 질환이나 뇌혈관 질환을 유발하므로, 질병 예방에 있어 필히 조심해야 할 위험 요소이다.

콜레스테롤을 잘 섭취하는 법

그러면 콜레스테롤을 어떻게 섭취해야 하는 것일까? 식사로 콜레스테롤 수치를 낮추려면 콜레스테롤이 많이 포함된 음식을 줄이는 방법도 있지만, 또 한 가지 좋은 방법이 있다. 콜레스테롤에는 혈관에 쉽게 침착하는 LDL 콜레스테롤(몸에 나쁜 콜레스테롤)과, 침착한 콜레스테롤을 떼어내어 주는 HDL 콜레스테롤(몸에 좋은 콜레스테롤)이 있다. HDL 콜레스테롤은 등푸른 생선에 함유되어 있는데, 이 등푸른 생선을 식단에 포함시키는 것도 콜레스테롤을 침착시키지 않는 예방법이다.

대부분의 현대인들이 콜레스테롤을 과다하게 섭취하고 있으므로, 먹는 것뿐만 아니라 운동에도 주의를 기울여야 한다. 혈액의 흐름이 원활하지 못하면 콜레스테롤이 침착되기 쉬운데, 운동으로 혈액의 흐름을 원활히 하면 콜레스테롤이 잘 침착되지 않는다.

단백질을 잘 섭취하는 법

단백질은 우리 몸의 근육을 형성하고 몸을 지탱하는 뼈나 혈액의 성분이고 식사를 할 때 에너지대사가 높아져서 훨씬 효과적이다.

하지만 우리 몸이 한 끼 식사에서 충분히 소화할 수 있는 단백질의 양은 약 40g인데, 식생활의 육식화로 인해 현대인들이 한 끼 식사에서 섭취하는 단백질의 양은 증가하고 탄수화물의 양은 감소하고 있다.

단백질=육류라고 하면 식사에서 차지하는 지방의 양도 늘어나게 되므로, 식물성 단백질(콩류)이나 생선(특히 등푸른 생선)을 많이 먹도록 한다. 식물성 단백질이나 생선에 포함된 단백질은 지방의 섭취를 조절하는 데도 도움을 준다. 적당량의 단백질 섭취는 건강한 몸을 만들고 이것은 결국 질병 예방과 연결된다.

PART 6 건강 나이를 바꾸는 생활습관

나이가 들수록 젊었을 때와는 다르게 행동하는 일을 종종 볼 수 있다. 몸을 청결히 하는 일에 관심이 없어진다든가 며칠이나 같은 옷을 입는 등의 행동 말이다. 그러나 몸가짐에 신경을 쓰지 않으면 생활 리듬이 깨지고 긴장감이 없어지기 때문에 건강을 해치고, 노화 증상도 더 빨리 진행된다. 젊게 사는 사람들의 가장 대표적인 특징은 끊임없는 자기 관리인 것이다. 이 장에서는 어떤 생활습관과 행동이 몸과 마음의 건강에 좋은 효과를 거둘 수 있는지에 대해서 알아보도록 하겠다.

적당한 스트레스를 즐겨라

**스트레스에는 육체적인 것과 정신적인 것이 있는데,
우리 몸은 스트레스가 심해도 문제가 발생하지만
전혀 없어도 이상이 나타난다.**

많은 도움을 받고 있는 어느 대학의 교수님으로부터 "퇴직하면 갑자기 병을 앓는 사람이 많더군요. 저도 대학을 그만두기 전에 뭔가 취미 생활을 찾아봐야겠어요."라는 말을 들은 적이 있다. 이것은 일이 없어졌다는 스트레스가 커다란 영향을 끼쳐 생기는 일이다. 그러면 스트레스가 몸에 어떤 영향을 미치는지 다음 실험으로 알아보자.

우선 두 마리의 실험용 쥐를 각각 금속 망으로 만들어진 우리에 집어넣는다. 그리고 한 마리는 그대로 키우고 다른 한 마리는 우리 앞에 고양이를 두었다. 첫 번째 쥐는 아무 문제 없이 수명을 다 하고 죽었지만, 다른 한 마리는 고양이가 있다는 스트레스로 인해 먹이도 제대로 못 먹고 실험을 시작한 지 얼마 되지 않아 죽어버렸다. 다른 쥐를 우리에 넣고 같은 방법으로 고양이를 앞에 두고 기르자, 이번에도 역시 갑자기 쇠약해졌다. 죽기 전에 해부를 해보니 내장의 여기저기서 출혈을 일으키고 있었다.

이번에는 다른 실험을 해보았다. 무음실(소리가 전혀 나지 않는 방)에서 동물을 키우는 실험으로, 보통 사람이 이 방에 들어가면 소리가 전혀 나지 않는데도 불구하고 귀가 울리고 강한 압박감을 느낀다. 실험동물도 압박감을 느꼈는지, 토끼나 쥐를 잠시 동안 이 방에 두면 움직이지도 않고 식사도 하지 않은 채 그대로 죽어 버린다. 즉, 자극이 전혀 없는 것도 몸에는 큰 스트레스가 된다는 말이다.

메디컬 체크를 현명하게 이용한다

스트레스에는 육체적인 것과 정신적인 것이 있는데, 정신적인 스트레스는 '희노애락' 같은 감정에 좌우된다. 육체적인 스트레스는 적절한 운동이나 휴식으로, 정신적인 스트레스는 적절한 운동과 사람들과의 교제로 개선할 수 있다. 우리 몸은 스트레스가 심해도 문제가 발생하지만 전혀 없어도 이상이 나타난다. 적절한 스트레스가 있을 때 가장 건강한 셈이다. 스트레스는 매일 있기 마련이지만 그 날 받은 스트레스는 그 날 안에 해소하는 편이 좋다. 이를 위해서는 '균형 잡힌 식사', '적절한 운동', '충분한 휴식'이 중요하다.

하지만 몸에 이상이 있다고 느끼는 사람은 자신의 몸에 맞는 '균형 잡힌 식사'가 구체적으로 어떤 것인지, 그리고 '적절한 운동'이란 어떤 운동인지 알 수 없기 마련이다. 운동을 잘 하지 않던 사람이 갑자기 운동을 시작하다가 어디가 다쳤다거나 심한 경우 죽었다는 이야기를 들은 적이 있을 것이다. 이러한 불운을 겪지 않기 위해서는 메디컬 체크(일반적인 건강검진과 크게 차이는 없으나, 자신의 몸이 운동하기에 적합한지 어떤지를 알아보는 것이 주된 목적이라고 할 수 있다)를 받을 것을 권한다.

메디컬 체크를 받으면 심장 질환의 유무뿐만 아니라, 자신의 한계를 파악해 운동을 할 수 있어서 어떤 효과가 나타나는지를 알 수 있다. 메디컬 체크는 안전하고 효과적으로 운동하기를 원하는 사람의 든든한 아군이다.

집에서 해보는 메디컬 체크

물론 메디컬 체크는 정기적으로 받는 편이 좋지만 혼자서도 체크할 수 있다. 혼자서 체크하는 경우는 운동 전, 운동 중, 운동 후 이렇게 3번에 걸쳐 실시하며, 체크라고 해도 아주 간단하다. 운동 전에는 1분 동안의 맥박수를 재고 몸의 상태(피곤한 정도, 몸의 어딘가에 통증을 느끼는 곳은 없는가)를 파악한다. 운동 중에도 마찬가지로 맥박수를 재고(너무 많이 늘어났다면 쉰다), 평소보다 다른 점은 없는지(현기증이나 구역질을 느끼는 경우는 병원에 가보는 것이 좋다) 등을 조사한다.

운동 후에도 역시 맥박수와 몸 상태를 체크(손발의 떨림, 현기증이나 구역질 등)한다. 체크가 끝나면 체크한 사항과 운동량을 메모해두면 좋다. 자신의 몸 상태를 미리 파악해두면, 건강한 인생의 가능성을 더 넓힐 수 있다.

비만인 사람은 먼저 체질 개선부터

비만은 생활습관병의 커다란 원인 중 하나이므로
일상에서 활용할 수 있는 체질 개선 방법을 알아두고
여유를 가지고 다이어트에 임하자.

비만인 사람은 생활습관병에 걸리기 쉬우므로 더 늦어지기 전에 체질을 개선해야 한다. 체질을 개선하자고 하면 대부분의 사람들은 '그렇게 힘든 걸 어떻게 하지'라는 반응을 보이는데, 간단하고 쉬운 체질 개선 방법도 얼마든지 있다. 다음은 손쉽게 할 수 있는 체질 개선 방법이다.

손쉬운 체질 개선 방법

1. 되도록 계단을 이용한다. 하루에 5층 계단을 올라갔다가 내려오면 심장 질환에 걸릴 위험이 25%나 감소한다고 한다. 단, 갑자기 계단 오르기를 시작하면, 몸을 움직이는 습관이 없는 사람에게는 오히려 병의 원인을 제공하는 셈이므로, 우선은 1층 계단을 올라갔다가 내려가는 것부터 시작해보자.

    이것이 익숙해지면 2층까지, 그 다음은 3층까지, 이런 식으로 조금씩 운동량을 늘여간다. 규칙적으로 몸을 움직이는 습관이 들면 몸의 기초대사량도 커지고 체질 개선에도 도움이 된다.

❷ 육식을 줄인다. 육식을 중심으로 한 식사에서 지방분이 차지하는 열량은 전체의 30%를 넘는다. 그러나 일반적인 한식 중심의 가정식은 지방분이 차지하는 열량이 전체의 약 20%도 되지 않는다. 즉, 육식을 줄이면 지방의 섭취량도 줄어든다. 또한 육식을 줄이면 다른 종류의 오염으로부터도 우리 몸을 보호할 수 있다. 한때 식품에 포함된 이물질이 사회적으로 큰 문제가 된 적이 있었는데, 우리가 먹는 육류에도 이물질이 들어가 있다. 바로 병원체와 기생충이다. 소고기를 수출하고 있는 나라에서는 병원체와 기생충 등의 이물질을 죽이기 위해 다량의 항생물질을 소고기에 뿌린다. 이것은 우리가 그 고기를 통해 간접적으로 항생물질을 섭취하고 있다는 말이다. 우리가 주로 먹는 육류의 대부분이 외국산이므로 육식을 줄이면 두 가지의 의미로 체질 개선을 할 수 있는 것이다.

❸ 아침을 먹어야 한다. 최근 끼니를 거르는 학생들에 대한 이야기를 자주 듣는다. 하지만 이것은 학생뿐만 아니라 이른바 모든 세대에서 볼 수 있는 현상이다. 옛날부터 '아침을 안 먹으면 살이 찐다'라든지 '집중력이 떨어진다' 등 아침 식사에 대한 여러 가지 말들이 있었는데, 이것들은 어느 정도 맞는 말이다.

우리 몸의 체온은 평상시보다 활동 중일 때 더 높으며, 체온이 올라가면 몸을 움직일 준비가 갖추어진다. 아침을 먹는 사람은 먹지 않는 사람보다 체온이 평균 0.5도 정도 높고, 아침을 먹는 쪽이 먹지 않는 쪽보다 기초대사량이 1.3배나 높아진다. 그리고 이 기초대사량의 차이는 하루 종일 우리 몸에 영향을 미친다.

또한 아침을 먹지 않으면 몸이 필요 이상으로 영양을 원하게 되어, 점심이나 저녁식사 때 폭식을 하게 되므로 칼로리를 과다하게 섭취하는 결과를 낳는다. 살을 빼려고 아침을 안 먹는 것이 오히려 더 살을 찌도록 하는 원인이 되는 것이다. 체질을 개선하기 위해서는 우선 아침을 반드시 먹도록 하자.

이상적인 다이어트 페이스

다이어트로 체중을 감량하는 경우, 일주일에 약 500g, 많아도 1kg 이하로 감량 체중을 제한하도록 한다. 이 이상으로 감량을 하면 요요현상(급격히 다시 원래의 체중으로 돌아오는 현상)이 쉽게 일어나기 때문이다. 사실 비만인 사람이 다이어트를 한 뒤 요요현상으로 이전보다 더욱 살이 찌는 것은 흔히 볼 수 있는 일이다. 그리고 다이어트를 계속 반복하는 사람은 몸에 여러 가지 장애(생리가 멈추거나 호르몬의 균형이 무너지는 등)가 나타난다고 한다. 따라서 올바른 방법을 알고 다이어트를 시작하는 것이 좋다.

운동으로 단시간에 살을 빼고 싶다고 생각하는 사람이 많은데 그것은 효과적인 방법이 아니다. 예를 들어 10kg의 지방을 감량하는 경우, 일주일간 한숨도 자지 않고 자전거를 타더라도 성공할 확률은 거의 없다. 그렇다고 식사를 하지 않고 살을 빼겠다는 생각은 하지 않는 것이 좋다. 여성의 하루 섭취 칼로리를 2천 칼로리로 제한했다고 해도 10kg의 지방을 줄이려면 35일이나 걸린다. 따라서 단시간 동안 먹거나 마시지 않고 노력해봤자 몸만 상하게 할 뿐, 목표 체중까지 달성하는 것은 무리이다.

다이어트는 체질 개선의 의미

다이어트에는 원래 '체질 개선'이라는 의미가 포함되어 있으므로 다이어트를 할 때에는 '균형 잡힌 식사'와 '적절한 운동', '충분한 휴식'이 필요하다. 앞에서 설명한 체질 개선 방법을 염두에 두면서 여유를 가지고 다이어트에 임하자. 결코 무리한 다이어트를 하지 말 것. 이것이 효과적인 다이어트의 비결이다.

'다이어트=먹는 양을 줄여 살을 빼는 것'이라고 생각하고 다이어트를 실행하는 사람은 대부분 영양상태가 불량해져 몸 상태가 나빠진다. 또한 근육이 약해져 있으므로 피곤해지지 쉽고 대사도 원활하게 이루어지지 않는다.

근육이 약해지는 것은 근육의 양이 줄어들기 때문으로, 근육이 줄어든 만큼 지방이 늘어난다. 즉 잘못된 방법으로 다이어트를 하는 사람은 살이 빠진 것처럼 보여도 지방은 오히려 늘어난 경우가 많아 비만예비군이라고 말할 수 있다. 비만은 생활습관병의 가장 중요한 원인이다.

몸가짐에 신경을 쓰자

**몸가짐에 신경을 쓰지 않게 되면
생활 리듬이 깨지고 긴장감이 없어지기 때문에
건강을 해치게 되고 노화 증상도 더 빨리 진행된다.**

몸을 청결하게 하지 않으면 어떤 사람이라도 건강을 해치게 된다. 특히 나이가 들수록 몸을 깨끗하게 하는 데 관심이 없어진다. '며칠이나 같은 옷을 입는다', '목욕을 하지 않는다', '세수나 양치질을 안 한다' 등의 불결한 행동이 나타난다.

하지만 몸가짐에 신경을 쓰지 않게 되면 생활 리듬이 깨지고 긴장감이 없어지기 때문에 노화 증상이 더 빨리 진행된다. 따라서 몸을 청결하게 하는 것은 아주 중요하다.

치아를 보호하는 8020 운동

'8020 운동'은 80세까지 20개의 건강한 치아를 유지하자는 뜻이다. 그러면 치아는 왜 중요하고, 80세까지 20개의 치아를 건강하게 유지하기 위해서는 어떻게 해야 할까? 앞에서도 조금 설명했듯이 치아는 단순히 음식물을 씹거나 자르는 역할만 하는 것이 아니라, 씹는 운동을 함으로써 뇌로 향하는 혈액의 양을 늘리는 역할도 한다.

또한 침의 분비도 치아와 관계가 있다. 침의 분비는 음식물을 먹었을 때 뇌가 발하는 신호에 의한 것과 음식물을 입에 넣을 때의 미각이나 치아의 자극에 의한 것이 있다. 이 두 가지 경로에 의해 침이 충분히 분비되면, 음식물을 삼키는 것이 쉬워지고 소화 흡수가 잘 되며 맛을 제대로 느낄 수 있다. 그런데 치아가 없어지면 뇌로 향하는 혈행이 나빠지고, 맛있게 먹거나 음식물을 부드럽게 삼키는 것이 불가능해지며 소화 기능도 약해진다.

이렇게 중요한 치아를 보호하기 위해서는 어떻게 하는 것이 좋을까? 답은 간단하다. 첫째가 양치질, 둘째가 입 헹구기, 셋째가 껌 씹기이다. 양치질은 식후 5분 이내에 하는 것이 효과적이지만, 양치질이 여의치 않을 때는 입 안을 물로 헹군다. 입 헹구기만으로도 입 안에 남아있는 음식 찌꺼기를 대충 제거할 수 있다. 그리고 껌을 씹을 때는 자일리톨이 함유되어 있는 것을 씹도록 하자. 자일리톨은 충치의 원인이 되는 뮤턴스균의 활동을 약화시키므로, 자일리톨이 함유된 껌을 씹으면 충치 예방에 도움이 된다. 이처럼 치아의 역할과 건강하게 유지하는 방법을 알고 실행하면 '80세까지 20개의 치아를 건강하게 유지하는 것'은 충분히 가능하다.

목욕 전후에는 반드시 물을 마신다

어째서 목욕 전후에 수분 보충이 필요할까? 그것은 운동을 할 때 수분을 보충하는 것이 중요한 것과 같은 이유이다. 우리 몸은 살아가기 위해서 항상 열을 만들어내고 있다. 이 열이 없으면 몸을 움직이는 것도, 음식물을 소화하거나 배출하는 것도 불가능하다. 생명을 유지하는 것 자체가 어려워지는 것이다. 그만큼 우리 몸에 있어서 열은 중요하다.

그러나 아무리 몸에 열이 필요하다고 해도 지나치게 늘어나서는 곤란하므로,

우리 몸은 여분의 열을 몸 밖으로 발산하도록 하고 있다. 다음은 우리 몸이 열을 발산하는 방법이다.

1. 몸의 표면에서 적외선의 형태로 방출하는 방법(이것을 복사라고 한다)
2. 체온보다 차가운 것에 접촉해서 몸을 식히거나 공기의 흐름에 의한 방법(이것을 전도와 대류라고 한다)
3. 기도나 피부에서 수분(숨이나 땀)을 증발시킬 때의 기화열에 의한 열 방출(이것을 증산이라고 한다)

이 중에서 증산은 수분의 손실을 동반하므로 수분의 보충이 필요하다. 반대로 수분을 보충하면 체온의 상승이 억제된다. 나이가 들수록 체온을 조절하는 기능이 약해져 있으므로 수분 보충에 더욱 더 신경을 써야 한다.

목욕이나 운동을 할 때 '물을 마시고 싶다'는 생각이 들면 이미 가벼운 탈수 증상이 시작되고 있는 것이다. 따라서 목욕이나 운동을 할 때는 특별히 물을 마시고 싶지 않더라도 열심히 수분 보충을 하는 것이 좋다.

자신에게 맞는 물건을 찾자

몸이 편하지 않으면 자꾸만 자세가 틀어지고,
때로는 자신과 파장이 맞지 않는 물건을 착용해
건강을 악화시킬 수도 있다.

80대나 90대가 되어도 건강한 사람이 있고 60대라도 완전히 할아버지, 할머니로 보이는 사람이 있다. 이 두 타입을 비교해보면 한 가지 눈에 띄는 점이 있는데 그것은 바로 '자세'이다. 텔레비전 등에서 자주 다루고 있는 장수에 관한 특집을 보면 건강하게 장수하고 있는 할아버지, 할머니들은 대부분 자세가 곧고 바르다. 이와 반대로 60대라도 더 늙어 보이는 사람은 하나같이 자세가 나쁘다.

'노화의 시작은 혈관에서부터'라는 말이 있다. 혈관에 노화가 시작되면 석회나 지질이 침착(沈着)되어 그 결과 동맥이 경화된다. 그런데 자세가 나쁘면 이들 근육에 과도한 긴장이 일어나 울혈(鬱血: 몸의 어떤 부분에 정맥의 피가 몰려 있는 증상)이 생긴다. 그러면서 혈관에 흐르고 있는 혈액이 정체되어 혈관 내에 석회나 지질의 침착이 일어나기 쉬워진다. 일단 동맥이 경화되면 뇌혈관 장해가 일어날 가능성이 커지므로, 평상시에 좋은 자세를 유지해야 한다. 물론 이를 위해서는 앞서 말한 운동과 스트레칭을 꾸준히 하고 자신의 자세를 틈틈이 점검하는 스스로의 노력이 필요하다. 그리고 또 한 가지 중요한 것이 자신에게 맞는 옷이나 신발

등을 착용해야 한다는 것이다. 몸이 편하지 않으면 자신도 모르게 자꾸만 자세가 틀어지고, 때로는 자신과 파장이 맞지 않는 물건을 착용해 건강을 악화시킬 수도 있기 때문이다.

몸을 죄는 옷은 피하자

남성이 몸을 죄는 속옷을 입는 일은 거의 없겠지만, 대부분의 여성은 이러한 속옷을 입은 경험이 있을 것이다. 우리 몸 중에서 어느 정도 조여도 별 지장이 없는 곳은 발목과 허리다. 그리고 조이면 가장 곤란한 곳은 바로 가슴 밑이다. 대부분의 젊은 여성은 브래지어로 그 부분을 졸라매고 있다. 물론 나이가 많은 여성 중에도 몸매를 생각하고 그곳을 열심히 죄고 있는 사람이 있다. 이곳을 죄면 몸이 날씬해진다고 생각하는 것일까?

하지만 가슴 밑을 졸라매면 흉곽이 좁아진다. 그러면 흉곽에 있어야 할 내장이 아래로 내려가고 골반이 넓어진다. 흉곽의 모양은 나빠지고 척추의 S자 곡선은 비틀려 전신의 신경이 제 기능을 못하게 되므로, 건강에 큰 손실을 가져온다. 또한 척추의 S자 곡선이 뒤틀리면 두개골이 변형된다. 얼굴 형태에도 노화가 진행되어 마치 다른 사람처럼 보이는 경우도 있다. 즉 가슴 밑을 졸라매면 맬수록 체형이 비뚤어져서 뇌의 활동에 문제가 생기게 된다.

자신에게 맞는 베개를 찾자

잠을 잘 자기 위해서는 베개가 자신에게 맞는지 어떤지가 상당히 중요하다. 우리는 인생의 3분의 1을 잠을 자면서 보내고 있는데, 그 긴 시간 동안 우리의 경추와 머리를 지탱하고 있는 것이 바로 베개이다. 즉 베개의 모양이 경추나 머리의 형태에 큰 영향을 미치고 있는 것이다.

베개가 목과 머리에 꼭 맞으면 경추나 두개골이 교정되고 잠도 편하게 잘 수 있다. 그러나 베개가 딱딱해서 목과 머리에 부담을 주는 경우는 경추나 두개골을 변형시킬 수도 있다. 만약 자신에게 맞는 베개를 찾는 것이 힘들다면, 아예 자신에게 맞는 베개를 직접 만들어보는 것은 어떨까? 다음은 자신에게 맞는 베개를 만드는 방법이다. 목욕 수건으로 만드는 이 베개는 아주 쉽게 자신에게 맞출 수 있기 때문에, 숙면을 취하고 뇌를 건강하게 하는 데 도움이 될 것이다.

머리와 목에 딱 맞는 베개 만드는 법

수건은 되도록 새 것이 몸에 맞추기도 쉽고 느낌도 좋다.

준비할 것

큼직한 목욕 수건 2장, 세면 수건 2장

만드는 법

1. 목욕 수건을 두 장 겹쳐 세로로 길게 한 번 접은 다음, 다시 2번 더 접어 베개의 본체를 만든다.
2. 세면 수건 2장을 겹친다. 직경이 약 5~8센티미터 정도(자신의 새끼손가락 길이)가 되도록 끝부분에서부터 둥글게 만다. 높이는 자신에게 딱 맞도록 조절하자.

베개의 본체 위에 세면 수건으로 만든 베개를 올린다. 이때 자신의 목에 맞도록 잘 조절한다. 자신에게 맞는 베개를 베면, 턱을 들어 입술의 양끝과 목덜미의 옴폭 들어간 부분을 수직으로 하기도 쉬워진다. 그러면 잘 때도 수월하게 흉식호흡을 할 수 있다.

염색이 잘 된 옷이 병을 예방한다

모든 물건은 반드시 플러스 파동 아니면 마이너스 파동을 내고 있다. 그리고 플러스 파동을 내는 물건을 몸에 지니면 우리 몸의 체력은 증가하고, 마이너스 파동을 내는 물건을 몸에 지니면 체력이 떨어진다. 따라서 플러스 파동을 내는 물건만을 몸에 지니면 별 다른 노력을 하지 않고도 체력을 높일 수 있다. 즉 손쉽게 건강을 유지하며 쾌적한 생활을 보낼 수 있는 것이다.

옷을 예로 들어보면, 입어서 느낌이 좋은 옷과 나쁜 옷이 있다. 다시 말해 체력을 높여주는 옷과 떨어뜨리는 옷이 있다. 하지만 이것은 체력을 높여주는 옷이 자연 섬유로 된 것이고, 체력을 떨어뜨리는 옷은 화학섬유로 만들어졌다는 의미는 아니다. 자연섬유라도 유해한 염료로 염색한 것은 체력을 떨어뜨리는 섬유로 바뀌어, 내장하수를 일으키고 노화 체형으로 변하게 한다. 또한 화학섬유라도 염료가 몸에 좋은 것이라면 체력을 높여준다.

그러면 이러한 것을 어떻게 구별할 수 있을까? 우선 그 옷을 입기 전에 고관절에 손을 대고 제자리걸음을 걸어보자(47쪽 참조). 그 다음 그 옷을 손에 들고 다시 제자리걸음을 걷는다. 그 옷이 자신에게 마이너스 파동을 내는 옷이라면 내장하수가 일어나 고관절이 튀어나오므로 걸을 때 고관절이 뻐근할 것이다. 하지만 플러스 파동을 내는 옷이라면 내장이 올라가 고관절이 제 위치를 잡으므로 뻐근함을 그다지 느끼지 않을 것이다. 좋은 옷은 내장의 위치를 바로잡아 젊은 체형으로 만들어준다. 옷은 매일 입는 것이므로 되도록 자신에게 플러스가 되는 옷을 선택하도록 하자.

발이 편해야 몸이 편하다

본래 발의 모양은 서서 생활하기 쉽도록 만들어져 있다. 발에 뒤틀림이 없다면 쓸

데없는 움직임이 필요 없으므로 피곤함도 못 느낄 것이다. 하지만 실제로는 본래의 발 모양과 조금도 닮지 않은 신발이라는 이름의 족쇄에 채워져 제대로 움직이지도 못한 채 무자비하게 변형되고 있다.

발의 모양이 변형되면 쓸데없는 움직임이 많아져 발, 그리고 발과 이어지는 다리에 피로가 축적된다. 피로가 쌓이면 림프액의 흐름이 정체되고 대사도 나빠져 다리가 점점 두꺼워진다. 발목, 종아리, 무릎, 넓적다리 순으로 점점 두꺼워지면서 모양 좋던 다리가 보기 흉한 다리로 바뀌어버리는 것이다. 게다가 다리의 피로는 다리에만 머물지 않고 온몸으로 퍼져나가 결국에는 체형을 무너뜨리는 원인이 된다. 그 결과 내장하수가 일어나 배가 나오고 배 주위에 지방까지 붙게 된다.

내장이 아래로 내려가면 자세가 나빠지므로 항상 새우등을 하게 되고 그러다가 새우등이 고정되어 버린다. 새우등이 되면 척추의 S자 곡선이 비뚤어져서 두개골이 변형된다. 그리고 변형된 두개골 속에 무리하게 넣어진 뇌는 본래의 능력을 충분히 발휘할 수 없으므로 노화를 가져오게 된다.

다리는 몸의 토대이다. 그렇다면 신발도 몸의 토대라고 할 수 있다. 따라서 신발을 선택할 때는 신중을 기하도록 한다. 가능하면 본래의 발 형태를 변형시키지 않는 신발을 선택하자.

신발을 살 때도 옷을 고를 때와 마찬가지로 고관절 체크를 하도록 한다. 고관절에 손을 대고 신발을 신었을 때와 벗었을 때를 비교해, 신었을 때 고관절이 뻐근하지 않은 신발을 선택한다. 발에 좋은 신발은 신으면 체형이 교정되고 체력이 생긴다.

화장품 선택하는 법

독성이 있는 물질(치명적인 것이 아닐 경우)이 입을 통해 우리 몸에 들어가면 간에서 1차 해독이 되므로 그나마 걱정을 할 필요가 없다. 하지만 만약 그 물질이 피부에 닿았다면 그것은 사정이 다르다. 피부에 닿은 물질은 피부에서 직접 체내로 흡수되기 때문이다.

예를 들어 세제를 맨손으로 사용한 경우, 그 성분은 손의 피부를 통해 체내로 들어와 전신으로 퍼져 머리카락 끝에까지 도달한다고 한다. 만약 그 세제가 독성이 있는 물질이라면 온몸을 돌아다니면서 건강에 큰 손상을 입힐 것이다. 따라서 피부에 닿는 것은 먹는 것 이상으로 주의가 필요하다.

그렇다면 피부에 닿는 것 중 가장 대표적인 화장품에 대해 생각해보자. 지금 당신이 사용하고 있는 화장품은 자신에게 어떤 영향을 미치고 있을까? 플러스의 에너지를 가지고 건강에 도움을 주고 있을까?

자신에게 맞는 화장품은 자신의 피부를 젊고 윤기와 탄력 있는 매력적인 피부로 바꿔준다. 뿐만 아니라 내장의 위치를 제자리로 돌려놓고 골반과 척추의 S자 곡선도 바르게 교정한다. 물론 두개골의 모양도 좋아져 얼굴 형태까지 아름다워진다. 반대로 자신에게 맞지 않는 화장품은 피부를 통해 체내로 들어와 독성을 발휘하면서 전신을 돌아다닌다. 그 결과 피부는 거칠어지고 탄력을 잃어버리며, 체형이 비뚤어지고 얼굴 형태도 나쁘게 변형된다.

나에게 맞는 화장품 찾기

자신에게 맞는 화장품인지 맞지 않는 화장품인지를 알아보려면 앞에서 설명한 것처럼 고관절을 이용해서 체크해보면 된다. 우리의 몸은 좋은 것에도, 나쁜 것에도 즉시 반응한다. 좋은 것은 내장이 정상적인 위치로 돌아오고 골반이 교정되며, 나쁜 것은 내장이 내려가 골반이 퍼지고 고관절이 튀어나오므로 이 차이를 이용한다.

자신에게 맞지 않는 화장품을 용기 채로 한 손에 들고 다른 한 손을 고관절에 댄 다음 제자리걸음을 걸으면, 고관절에 뻐근함을 느껴 고관절이 심하게 뒤틀렸다는 것을 알 수 있다. 반대로 자신에게 맞는 화장품은 고관절이 교정되므로 고관절에 뻐근함을 그다지 느낄 수 없다.

고관절로 체크하는 방법 외에도 앞에서 소개한 O링 테스트가 있는데, 이것은 옷이나 구두를 선택할 때 이용하면 좋다. 화장품의 좋고 나쁘고는 가격으로 정해지는 것이 아니다. 또한 A에게 좋은 것이 B에게도 좋다고는 단정할 수 없다. 개인차가 있다는 것을 알아두고 고관절 체크나 O링 테스트로 자신에게 맞는 것을 선택하도록 하자.

몸에 좋은 금속의 효과

몸에 좋은 금속을 지니고 있으면 우리 몸은 어떻게 될까? 간이 좋지 않은 사람이 순금 반지를 오른쪽 약손가락에 끼고 있으면 중병이 아닌 한 상태는 호전된다. 하지만 이 사람이 백금 반지를 같은 곳에 끼면 간은 반드시 악화되고 만다.

몸에 좋지 않은 금속은 몸을 마이너스로 바꿔 체력을 떨어뜨리기 때문에 내장이 내려가 상반신이 빈약해지며, 내려간 내장으로 인해 골반이 퍼져 노화 체형으로 변한다. 아무리 열심히 건강해지려고 노력해도 허사인 것이다. 몸에 좋은 금속을 지니고 있으면 내장의 위치를 올리기 위해 굳이 힘을 쓰지 않아도 저절로 내장이 올라가므로, 정상적인 체형을 유지하는 데에 도움이 된다.

PART 7
기분 좋게 나이 들기 위한 마음가짐

이 장에서는 고령자와 고령자로 접어드는 사람들을 위해, 많은 사람들이 두려워하는 뇌의 노화에 관한 이야기를 담았다. 사실 뇌의 노화는 대부분 서서히 진행되고 어느 날 갑자기 시작하는 일이 없다. 대부분은 초기 단계에서 이를 놓쳐 심각한 증상에까지 이르게 되므로, 초기에 어떤 증상이 나타나고 어떻게 대처해야 하는지를 미리 알아두면 좋을 것이다. 거기에 스스로의 노력이 덧붙여진다면 건강하고 활력 넘치는 생활을 영위할 수 있다.

노화되는 뇌의 신호

뇌의 노화는 대부분의 경우 서서히 진행되며
어느 날 갑자기 시작되는 일은 거의 없으므로
초기 증상을 재빨리 파악하여 심각한 장애를 막도록 하자.

일반적으로 고령자에게 나타나는 지적장해를 지능장해(知能障害)라고 한다. 지능장해란 지능이 어떤 원인으로 저하된 상태를 말한다. 지능장해가 있다고 판정하는 경우, 의식이 청명하고 의사소통이 가능하며 정신병 상태가 아닌 것을 전제로, 정신지체와 치매 두 가지 타입으로 나눈다.

정신지체는 태어날 때부터 또는 태어난 직후 어떤 원인에 의해 지적발달이 저해되어 낮은 지능에 멈춰있는 상태를 말한다. 한편 치매는 일단 정상적으로 발달한 지능이 후천적인 뇌의 기질장해 때문에 지속적으로 저하된 상태를 말한다.

여기서 말하는 지능은 크게 두 가지로 나눠서 생각할 수 있는데, 그중 하나가 '언어성지능(言語性知能)', 또 하나가 '동작성지능(動作性知能)'이다. '언어성지능'이란 쓰고 듣고 말하는 능력이고, '동작성지능'은 생각이나 판단에 의해 일어나는 동작을 말한다. 예를 들어 물건이 떨어지려고 할 때 떨어지지 않도록 얼른 물건을 잡는 행동(떨어지면 안 된다고 판단하고 있다)이나 어릴 때 배운 것을 언제까지나 기억해서 힘들이지 않고 일을 해내는 것도 동작성지능이다.

정신지체와 치매의 차이

정신지체와 치매에 있어서 언어성지능과 동작성지능은 큰 차이가 있다. 정신지체의 경우 언어성지능과 동작성지능의 발달은 충분히 이루어지지 않지만, 치매의 경우 언어성지능과 동작성지능은 충분히 발달해 있다. 또한 치매에도 약년성치매와 노인성치매에는 차이가 있다. 약년성치매와 노인성치매 모두 동작성지능은 서서히 낮아지지만, 노인성치매의 언어성지능은 서서히 낮아지는 경우가 많고, 약년성치매의 언어성지능은 급격히 낮아지는 경우가 많다. 고령자에게 일어나는 언어성지능의 저하가 늦은 속도로 이루어진다는 것은 그만큼 치매의 진행을 늦추는 것도 가능하다는 의미이다.

치매는 그 상태가 가볍든 무겁든 간에 획일적으로 예측하는 것은 불가능하다. 왜냐하면 치매 정도가 같다고 해도 사람에 따라 진행 속도나 환경에 따라 필요한 간호의 종류나 빈도가 달라지기 때문이다. 치매는 대부분의 경우 서서히 진행되며, 어느 날 갑자기 치매가 시작되는 일은 거의 없다. 따라서 초기 증상을 못보고 지나치면 예방이나 진행을 억제하는 일이 어려워진다.

치매 예측 테스트

1. 무의식적으로 같은 이야기를 반복한다.
2. 아는 사람의 이름을 잊어버린다.
3. 물건을 놔 둔 장소를 기억 못 한다.
4. 말의 의미나 글자를 잊어버린다.
5. 방금 전의 일을 잊어버린다(지금 하려고 한 일을 잊어버린다).
6. 설명을 듣는 것이 귀찮아졌다(집중력이 없어진다).
7. 최근 감정의 기복이 심해졌다.

8 몸가짐에 신경을 안 쓰게 되었다(화장이나 복장 등)
9 외출하는 것이 귀찮아졌다(변화 없는 생활을 좋아한다).
10 무슨 일이 생기면 남의 책임으로 돌린다(자기 형편 좋을 대로 생각한다).
11 무슨 일에도 할 마음이 안 생긴다.

물론 여기에 써있는 내용은 정상인에게도 해당되는 것이 있겠지만, 어쨌든 해당 사항이 세 개 이상이면 주의가 필요하고, 일곱 개 이상인 경우는 전문의에게 상담을 받아보는 편이 좋다. 여기서 기모토 유키나 씨(가명)가 아키타에 사는 조모 요시코 씨(78세)를 간호하면서 상담한 내용을 알기 쉽게 정리해보았다. 우선 치매의 초기 증상은 어떤 식으로 나타나는지 알아보자. 유키나 씨가 조모에게서 치매의 전조를 느낀 것은 조부(요시코씨의 남편)가 세상을 떠났을 때부터라고 한다. 이 시기에 나타난 증상은 다음과 같았다.

가벼운 초기 치매 증상
1 사물에 무관심해졌다.
2 동작이 느려지고 집중력이 떨어졌다.
3 밝은 성격이 어두운 성격으로 바뀌었다.
4 다른 사람의 의견을 안 물어보게 되었다.
5 외출을 피하게 되어 사람들과 만나지 않게 되었다.
6 스스로 무슨 행동을 하는 일이 없어졌다.
7 새로운 것을 받아들이지 않는다.
8 건망증이 심해졌다.
9 같은 것을 계속 반복해서 말한다.

이상의 변화는 능력 저하, 의욕이나 호기심의 저하, 기억력의 저하, 판단력의 저하라는 네 가지 키워드로 정리할 수 있으며, 치매의 전조로 볼 때 가벼운 치매 증상에 해당된다. 여름휴가가 되어 고향에 돌아왔을 때는 조모의 치매 상태가 더욱 진행되어 다음과 같은 증상이 나타났다고 한다.

치매가 진행됐을 때의 증상
1 산책을 해도 길을 잃는다.
2 가족의 이름을 틀리게 부른다.
3 그 날 있었던 일도 잊어버리게 되었다.
4 아주 간단한 계산도 틀린다.
5 감정의 기복이 심하고 피해망상이 있다.
6 입맛이 바뀌었다.

이들 증상은 주변에 있는 가족이라면 누구라도 알아차릴 수 있는 변화라고 해도 좋을 것이다. 단, 아직까지 웬만한 일은 스스로 할 수 있기 때문에 가족 이외의 이웃 등은 치매가 시작되었다는 것을 느끼지 못하는 경우가 많다고 한다.

이후 치매가 심각해져 사물에 대한 인식이 불가능해진 탓에 방 안 구석을 화장실로 착각하고 실례를 하기도 했다. 그리고 뭐든지 입에 집어넣고 의미를 알 수 없는 행동을 하다가 결국은 자리에 드러눕게 되었다.

치매는 이와 같은 과정으로 진행되는데, 이 환자의 경우 초기에 대응을 할 수 있었다면 치매의 진행을 조금 억제할 수 있었을지도 모른다.

치매의 진행을 막는 기본 원칙

만약 내 가까운 가족이나 친구가 치매 증상을 보인다면 어떻게 해야 하는 것일까? 이런 상황은 얼마든지 현실로 나타날 수 있으므로, 꼭 남의 일이라고만 여길 수는 없다. 당연히 병원에서 치료를 받아야 하겠지만, 동시에 몇 가지 기본 원칙을 알아둔다면 도움이 될 것이다.

1 동기를 생각한다.
2 취향을 생각한다.
3 생활 리듬을 알아둔다.
4 옷은 익숙한 것을 입는다.

그러면 목욕을 예로 이것을 설명해 보겠다. 치매가 진행되면 가족조차도 기억하지 못하는 경우가 많은데, 이렇게 되면 '타인' 앞에서 자신만 옷을 벗는다는 것은 불가능한 일이다. 이럴 때는 간호하는 사람도 같이 목욕을 하자. 상대방도 자신과 같이 옷을 벗고 있으면 경계심이 사라지기 쉽다. 또한 치매가 되기 전에 언제나 같은 시간에 목욕을 했다면 이 시간대를 이용하여 목욕을 시키자. 물론 물의 온도를 맞추거나 입욕제를 선택할 때 환자의 취향에 맞추는 것도 중요하다.

치매가 진행된 고령자는 변화를 싫어한다. 안심할 수 있도록 항상 입던 옷을 준비하면 기뻐할 것이다. 불결해지면 주변 사람들이 피하게 되므로 사회생활을 제대로 할 수 없다. 사회에서 소외되었다는 느낌은 치매를 진행시키는 원인이기도 하다. 따라서 청결감을 유지하는 것은 사회생활에 복귀하는 계기가 될 수 있다.

또 다른 예를 들어보겠다. 성격이 밝고 주변 사람과도 거리낌 없이 이야기를 잘 하는 한 남성이 있었다. 그는 뺨에서 턱까지 멋진 수염을 기르고 있었는데, 어느 날 가족 중 한 사람이 식사할 때 더러워지기 쉬우니까 간병하기 힘들다는 이유로 수염을 전부 잘라버리고 말았다.

'수염 깎은 얼굴도 멋진데요?'라며 칭찬을 했지만, 그 날 이후 그는 몹시 울적해하며 누구와도 말을 하지 않게 되었다. 가족도 나도 그가 갑자기 말을 하지 않게 된 이유를 알 수가 없어 당혹해하고 있었는데, 간병인 중 한 사람이 '수염을 자른 게 원인이 아닐까요?'라는 어드바이스를 했다. 그 말을 듣고 다시 수염을 기르기 시작했더니 놀랍게도 조금씩 예전처럼 이야기를 하게 되었다. 나중에 본인을 통해 이야기를 들어보니 젊었을 때부터 항상 손질하며 자랑스럽게 여기고 있던 수염이 잘리자, 자신이 아닌 듯한 생각이 들어 아주 심한 외로움을 느꼈다고 했다. 간병이나 간호를 하면서 환자의 외로움을 달래주는 것은 충분히 가능하지만, 그때는 간병을 받는 쪽의 개성을 무시해서는 안 된다.

스스로의 노력이 필요하다

자신이 흥미를 가지고 있는 곳에서 존재가치를 찾아야만
삶의 보람을 느낄 수 있을 것이고,
이것이 노화의 진행을 막는 열쇠가 될 수 있다.

고령자가 되면 삶의 보람을 찾는 것이 중요하다. 그렇다면 삶의 보람이란 과연 어떤 것일까? 삶의 보람이란 '즐겁고 재미있다는 생각이 드는 것, 또는 미지의 것을 알아내거나 밝혀내고 싶은 마음'이라고 가르쳐준 선생님도 있지만, 이 설명으로는 아무래도 너무 막연한 느낌이 든다.

나름대로 여러 가지 생각을 한 결과 필자는 '삶의 보람이란 일상생활 속에서 자신의 존재가치를 느끼는 것'이라고 인식하게 되었다. 좀 더 간단히 말하면 자신이 무엇인가에 있어서, 또는 누군가에 있어서 필요한 존재로 여겨지는 것이다.

다른 사람들이 어떤 곳에서 자신의 존재감을 찾고 있는지 알고 싶어 관찰하던 중, 여기에는 네 가지 타입이 있다는 것을 알게 되었다. 그것은 일 형, 유희 형, 학자 형, 여유 형으로 각각의 특징은 다음과 같다.

삶의 보람을 찾는 네 가지 타입

1 일 형 | 일을 하면서 자신의 존재가치를 찾는 타입

② 유희 형 | 사람들과의 교제, 스포츠 등에서 자신의 존재가치를 찾는 타입
③ 학자 형 | 사소한 것에도 흥미를 가지는 타입
④ 여유 형 | 하루를 느긋하게 보내며 자신의 시간을 가지는 타입

이들은 흥미를 가지는 대상이 각각 다르다. 즉, 이 말은 흥미가 없는 것에서 자신의 존재가치를 찾아내는 것은 불가능하다는 의미다. 따라서 예를 들어 자신이 일 형이라면, 일을 그만둔 뒤 갑자기 시작된 노화에 대처하기 위해서는 새로운 일을 찾는 것이 가장 효과가 있다.

친구의 폭을 넓힌다

고령자에게 "자신의 건강을 의식하는 순간은?"이라는 질문을 하면 거의 대부분 '친구가 죽었을 때'라는 답변을 한다. 그리고 친구가 세상을 떠났다는 충격 때문에 몸져누운 경험을 한 사람도 의외로 많다. 그만큼 친구의 존재란 큰 것이다. 친구, 특히 어릴 적부터 친하게 지낸 친구는 자신의 지금까지의 역사를 함께 걸어왔다는 동료의식이 있기 때문에 가족과는 또 다른 특별한 존재이다.

이 관계를 '나무'에 비유한다면, 나무 전체를 자신이라고 할 경우 가족은 '뿌리', 어릴 적부터의 친구는 '줄기'가 된다. 보통 친구나 지인은 가지나 잎에 해당할 것이다. '뿌리'와 '줄기' '가지와 잎'이 있어야 제대로 된 한 그루의 나무가 될 수 있다. 그리고 이 나무가 자라기 위한 영양소가 바로 커뮤니케이션이다.

그러나 나이를 먹어가면서 가족이나 친구들도 한 사람씩 세상을 떠나간다. 그러면 그때까지 자신을 이루고 있던 몸의 일부가 없어지게 되는 것이므로, 몸을 찢기는 듯한 고통을 느끼게 된다.

이럴 때 친구라는 존재가 그 빈 공간, 비어있는 몸의 일부를 채우고 다시 일어

설 수 있도록 계기를 부여해주는 것이다. 이때의 친구란 단순히 마음이 맞는 지인이 아니라, 자신을 이해하고 정서적으로 연결되어 있는 그런 대상이다. 고령자가 되어 가족도, 오랫동안 사귀어온 친구도 사라졌을 때 자신을 다시 일어설 수 있게 하는 계기는 바로 이런 친구들이 만들어주는 것이다.

가족의 소중함

알고 지내던 한 부부가 있었다. 남편은 젊었을 때부터 독불장군으로 다른 사람의 말은 전혀 듣지 않았고, 항상 자신의 뜻을 관철시키기 위해서 거짓말도 태연히 하는 사람이었다. 부부 사이의 대화라고는 전혀 없었고, 남편이 일방적으로 명령을 내리는 방식이었기 때문에 부인은 상당히 힘들어했다.

이러한 성격은 나이가 들어가면서 더욱 심해지기 마련이라, 남편의 친구는 서서히 하나둘씩 떨어져나가고 결국 이야기 상대는 부인밖에 남지 않았다. 그러나 유일한 이야기 상대였던 그녀도 독불장군인 남편을 보살피는 데 너무 지쳤기 때문인지, 시름시름 앓다가 세상을 떠나고 말았다. 그 후 남편은 단숨에 늙어 정상적인 생활이 힘들어졌고, 병을 얻어 부인의 뒤를 따라가듯이 바로 세상을 떠났다. 그와 만날 때마다 '집사람이 없어서 외롭다'고 한탄했던 것이 기억에 않는다. 외로움을 달랠 수만 있었다면 그런 식의 죽음은 맞지 않을 것이다.

가족은 구성원의 모든 것을 따뜻하게 안아줄 수 있는 사이여야만 한다. 그러나 이것이 무조건적인 강요나 명령에 의해 이뤄지는 것은 아니다. 배우자나 자식들과 왠지 서먹서먹하다면 다른 사람들에게 섭섭해 하기 전에 자기 자신을 먼저 돌아보자. 자신도 모르게 내뱉는 말이나 무심코 저지르는 행동이 오해의 여지를 낳을 수 있다.

일기를 쓰면 기억력이 좋아진다

원래 인간은 젊고 건강한 사람이라도 하루에 있었던 일의 대부분을 잊어버리게 되어 있는데, 오늘 있었던 일은 다음 날이 되면 70%, 일주일 후에는 90%를 잊어버린다. 젊고 건강한 사람도 이 정도니, 고령자가 다소 건망증이 생겼다고 해서 그렇게 괴로워할 필요는 없을지도 모른다. 단, 건망증을 자각하게 되면 이것이 몸에서 발산하는 위험신호라고 생각하고 빨리 대처하는 것도 중요하다.

단기기억은 계속 반복해서 상기시키면 기억으로 남는다고 한다. 즉 방금 전에 밥을 먹었다는 사실을 잊는 증상이 있는 고령자라도 주변 사람들이 밥을 먹었다는 사실을 반복해서 상기시키면 기억을 하게 된다. 반복해서 상기시키면 단기기억 능력이 높아지는 건 알았는데 그러면 구체적으로 어떻게 하면 좋을까?

필자는 일기 쓰는 습관을 권하고 있다. 그것도 자기 직전에 쓰는 것이 아니라 몇 번에 나눠서 쓰는 방법이다. 그리고 가능하면 쓸 때마다 앞에 쓴 것을 읽어보고 앞일을 상기하도록 하는 것이다. 기억을 상기시키는 습관을 들이면 건망증은 호전되어 갈 것이다.

외모에 신경을 쓴다

예전에 미국에 있는 어느 양로원에서 일주일 동안 젊었을 때로 되돌아간 것처럼 생활하면 어떻게 될 것인지를 실험한 적이 있었다. 그 기간에는 옷은 물론 대화의 내용까지 철저히 젊었을 때로 되돌아가야 했다. 그리고 일주일 후 놀랄만한 결과가 나타났는데, 피실험자들의 얼굴이 실험 전과는 완전히 다르게 변한 것이다. 실험 전에는 7~80대의 고령자라는 느낌이 너무나 확실히 드는 얼굴이었지만, 실험 후의 얼굴은 50세 전후까지 젊어졌다고 한다.

마음이 늙기 시작한 사람은 무슨 일이든 귀찮아하고 외출도 하지 않은 채 집에만 틀어박혀 있게 된다. 이런 사람을 오랜만에 만나면 앞의 실험과는 반대로, 겉모습도 같은 나이대의 사람보다 훨씬 늙어보인다는 것을 알 수 있다.

젊어 보이는 사람과 나이 들어 보이는 사람의 경우, 나이 들어 보이는 사람 쪽이 노화가 진행되는 속도도 빠르다는 이야기가 있다. 즉 언제나 젊게 보이려는 노력도 필요한 것이다.

우선 옷차림을 바꿔보자. 나이 들어 보이는 사람은 지나치게 수수한 옷을 입는 경향이 있고, 젊게 보이는 사람은 밝은 색을 좋아하는 경향이 있다. 항상 수수한 차림을 하던 사람이 갑자기 밝은 색을 입으려면 다소 저항감이 느껴지기도 하지만, 옷차림의 변화가 축 처진 마음과 기분을 바꿔 당신의 외모까지 젊게 변모시킬 것이다.

참고문헌 | 기초운동학(의치약출판), 표준정형외과학(의학서원), 표준뇌신경외과학(의학서원), 표준재활의학(의학서원), 건강운동지도사 양성강습회 텍스트(제일 출판) 등